精神科看護
THE JAPANESE JOURNAL OF PSYCHIATRIC NURSING

2020.9 CONTENTS
vol.47 通巻 336 号

JN122895

目立たない，けど"つう"な看護師
―あなたのチカラが必要です

004
体験談
同僚・新人は見ている！
あの先輩看護師のスゴイところ
神崎明奈　皷 達也　大森麻美　藤村香織　飯田麻美　疋田 健

018
背中でなく言葉で語る
「思考の言語化」のトレーニング法
武藤教志

022
自分のわざを協働に活かすということ
『かもめのジョナサン』が示唆するもの
吉井ひろ子

029
「個」を活かす看護管理
明間正人

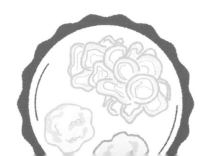

特別記事

リスク認知にもとづく
訪問看護スタッフの不安へのマネジメント 033
新型コロナウイルス感染症への対処を考える
田邉友也

研究報告

非言語的コミュニケーションスキルの分析 060
精神科看護師の「傾聴」看護に焦点をあてて
杉谷菜月　清水暢子

連載

どん底からのリカバリー⑪　050
増川ねてる

メンタル・ステータス・イグザミネーション(57)　055
武藤教志　深田徳之（コラム）

CVPPP（包括的暴力防止プログラム）～ダイジェストマニュアル～⑤　068
下里誠二

学の視点から精神保健（メンタルヘルス）で地域をひらく⑥　070
安保寛明

坂田三允の漂いエッセイ(174)　072
坂田三允

喪失と再生に関する私的ノート(81)　074
米倉一磨

精神科認定看護師　実践レポート⑥　076
大塚政志

写真館(222)◉三谷恵美さん　II
大西暢夫

クローズアップ　041
「私」の部屋

次号予告・編集後記 080

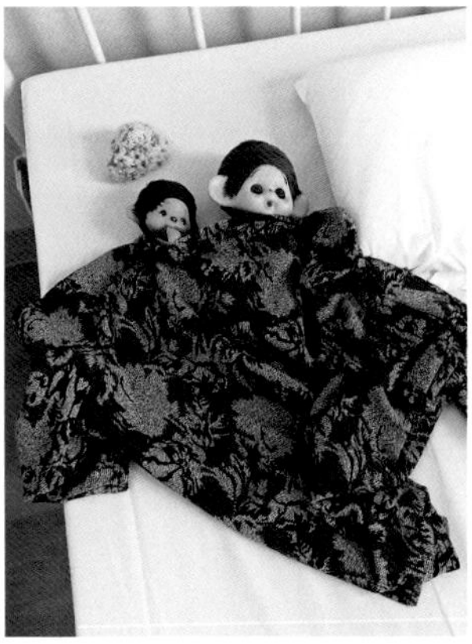

目立たない，けど"つう"な看護師
—あなたのチカラが必要です—

◉ 【体験談】同僚・新人は見ている！ ◉
◉ 背中でなく言葉で語る ◉
◉ 自分のわざを協働に活かすということ ◉
◉ 「個」を活かす看護管理 ◉

特集にあたって

◉編集部◉

全国どこの病棟にもいるはずです。「精神科看護の経験は長く，その経験相応の看護技術もある。しかし，キャリアパスとしてマネジメントにも専門分野にも進む気はなさそう。もっといえば，チームになじんでいない，というよりなじもうとしていないのかも……」という看護師。言葉を選ばずにいえば，「あの人，少し接し方が難しいな……（いい看護をしているのに！ 学びたいのに！）」と思われてしまいがちな看護師さん。今回の特集ではそうした看護師にスポットライトをあてました。

冒頭記事は同僚・新人からみた「"つう"な看護師のスゴイところ」を6名の方にご執筆いただきました。あなたの看護もきっとみられていますよ。そのほか，"つう"な

あなたの看護を協働に活かすことで何が生まれるのか，"つう"の看護師の"つう"な"技"を他者に伝えるために必須な言語化能力向上のためのトレーニング法，"つう"な看護師をチームに活かす管理術を紹介しています。

"つう"な看護師がこれまで培った精神科看護のノウハウは，少々大げさに言えば，"宝"。その"宝"を，新人看護師はもとよりチームに"伝授"したり，"還元"できれば，そのチームの力は各段に向上するでしょう。今回の特集は，そうした看護師が「自分もここらで1つ，自分の意見を発信してみようか！」と思うことができる，その動機づけになるような記事がそろっています！ あなたのチカラが必要です！

体験談

同僚・新人は見ている！

あの先輩看護師のスゴイところ

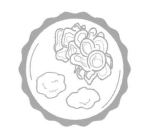

「目立ちたくないから」と，ひっそり業務に勤しんでいるそこのあなた。目立たずとも**「スゴイ」**と思わせる仕事ぶりは，同僚や新人がしっかりと見ていますよ。このエピソードの登場人物は，**「あなた」**かもしれません。

彼女は私のマザー・テレサ

神崎明奈 かんざき あきな
医療法人資生会千歳病院（北海道千歳市）看護師／
天使大学大学院看護栄養学研究科（北海道札幌市）学生

はじめに

　私が千歳病院に入職したのは2019（令和元）年5月のことで，現在，入職して1年2か月ほどになる。私は大学院に通いながら勤務しているため勤務日数も少なく，経験の蓄積も，それに伴った技術も少ない新人看護師である。精神科に勤務しているなかで，患者へのケアをとおしてその人たちの体験や思いを聞けること，入院してきたときには笑顔もなく苦しんでいた患者が，不安を抱えながらも笑顔で退院していく姿を見ることができることに，よろこびや楽しさを感じている。

　しかし，私は新人看護師であり，まだまだわからないことも多いため，先輩看護師にさまざまなことを教えてもらうなかで悩むことも多い。このような現状にある私が心から尊敬し，めざしたいと思える理想像の「あの人」がこの病院にいる。そのような看護師と出会えたことが，"看護とはなにか"と悩むこともある私を支え，前に進むための力を与えてくれている。今回はそんな心から尊敬し，めざしたいと思える「あの人」についてお話していきたいと思う。

「あの人」と出会ったきっかけ

　きっかけはいつごろだっただろうか。詳細の日時は忘れてしまったが，入職してそこまで経っていないころだったと思う。

　陽性症状の出現と過鎮静をくり返し，いつも大きな声で妄想や幻聴と会話する患者がいた。その患者は，治療を拒否することも多く，抵抗も強いため，私を含めてどのように対応していいかわからず手を焼いている先輩看護師も多いように思えた。嫌がっていても必要な処置はとりあえず行う，陽性症状が強く出現し，大きな声を出していても「今日も元気だなぁ」と笑って目をつむってしまう。お恥ずかしい話，私もその1人であった。

　しかし，「あの人」は違った。彼女は，大きな怒鳴り声で治療を拒否し，必死に手や足で殴る，蹴るをして抵抗しているその患者を，後ろから

そっと抱きしめ，やさしい声で「昔は違ったのよね，好きでこうなったわけじゃないのよね」と語りかけながら患者の身体をさすった。すると患者は，彼女の問いかけに応えるように落ちつき，ケアを受け入れてくれた。

言いすぎだと思われるかもしれないが，私は，彼女のそのやさしいほほえみや，すべてを包み込むような包容力のある姿をみて，マザー・テレサを思い浮かべた。そのときをきっかけに，私は将来，彼女のようになりたいと強く思うようになった。

「あの人」のスゴイところ

そんな「あの人」のスゴイところはたくさんあるが，そのなかでもとても印象的だった彼女のエピソードについて話していきたいと思う。

彼女は，患者に決して過度な援助はしない。よく「どうしたらいいかなぁ」「やってほしい」などと看護師に答えや援助を求めてくる患者に対し，「○○さんはどうしたいのですか」「それは○○さんが決めることですよ」などと答え，決してすぐに手を差し伸べたりはしない。しかし，物が捨てられずに生活スペースが物であふれかえってしまっている患者が，今後の生活において自ら生活環境を整えていく力が必要であり，その力を身につけていくための援助が必要であると判断すれば，彼女は惜しみなく時間を割き，ケアを行う。

長期入院により，外出で買いためた雑貨や衣類，作業療法で作成した作品などの私物が病室や私物庫にあふれているが，それを整理整頓できない患者に対し，彼女はともに整理整頓を行

うと伝え，患者のやる気を誘った。そして彼女は，広げたビニールシートの上にたくさん並べられた私物を前に，患者とともに座るがすぐに直接手を出さず，「○○さん，必要なものはこれに，捨ててもいいと思えるものはこれに分けてください」と伝え，患者を見守った。患者が「これは捨てたほうがいいかなぁ」と聞けば，彼女は「○○さんはどう思いますか」と答える。患者があれも捨てたくない，これも捨てたくないと言い，結局片づける前と変わらない状態になりそうになると，彼女は「○○さん，それは本当に必要なものですか」などと問いかけ，患者が自ら考え，選択できるよう促していた。最初は看護師に質問することの多かった患者も，次第に自ら必要なものと必要でないものを分別するようになった。彼女は，そんな患者の姿をみて，「○○さん，本当はやればできる人なんですから，やれることはなるべく自分でやりましょう」とほめて笑顔と前向きな言葉をかけた。すると，患者も看護師の言葉に応えるように笑顔になり，楽しむように看護師と片づけをした。

精神疾患を抱えている人は，精神遅滞を併せもつ傾向にあり，性格的に幼いという特性や，医療従事者がすぐに助けてくれる環境で生活しているという環境的要因が加えられることにより，人を頼りやすくなるように思う。また，長期入院による限られた人との限られたかかわりや患者役割の形成で，選択することや自己表現をする機会が少なくなり，社会性が失われやすい。そのため，精神疾患を抱えている人たちが退院後，社会で生きていくための力を身につけられるよう，厳しくしなければいけないこともあるのではないだろうか。

かのナイチンゲールは，「看護とは，その人

の生活をとおして手段を思考しながら最も有効な方法で人の生きる力を助けることである」[1]と述べている。彼女が行ったケアは，入院生活をとおして，患者が自分のことを理解してコントロールすること，選択すること，自分の考えを言葉や行動で表現することができるようになり，社会で生きていくために必要な力を身につけていくことを促していたと考えられる。

彼女の言葉や行動には，間違いなく愛がある。一見厳しく突き放したように感じるその言葉には，患者が退院し，自分のことを自分でしなければならなくなったときに困らないようにという思いがあった。1日の大半を病室で過ごす患者が昔の自分を想い出し，意欲的に取り組めるものを見つけることで，少しでもいきいきと生活が送れるようにという思いがあった。彼女の愛ある言葉や行動は，その患者にとって最善のケアとして届いている。私は，そう思っている。マザー・テレサは，親しみと慈しみの大きな愛をもって，善い行いをしなさい，そして挑戦しなさい[2]と述べ，自らもその生涯をとおして行動してきた。私にとっての「あの人」は，愛ある言葉と行動をやさしさと厳しさをもって示し，結果として患者の善となるようなケアを，多くの人が避けてとおりがちな変化を生じさせながら行っていた。

精神科では，患者に変化がないことを「落ちついている」「いい状態である」としがちなところがある。しかし，私たちが日常生活を送るなかで，変化がない日というのはほぼないだろう。毎日，必ずといっていいほど自身や周囲における何かしらの変化を感じるのではないだろうか。私は，それが人間らしい，そして生きるということなのではないかと考えている。彼女

が患者に行ったケアは患者の刺激となり，現在，そして今後の生活を自分らしくいきいきと送ることを助けることにつながるのではないだろうか。だが，変化はよい結果だけを招くわけではない。患者によっては，いままでの日々と違う変化がストレスとなり，精神症状を悪化させかねない。そのため，看護師は変化がないことを落ちついている，いい状態とし，あえて挑戦しようとしなくなる。

しかし，彼女はほかの人がやらなくても，それが患者にとってよいことだと判断すれば行い，患者に寄り添い，決して見放さない。どうすれば患者が自分のセルフケア／セルフマネジメント能力を高め，生活がいきいきとしたものになるのか患者とともに考えている。これが，彼女のスゴイところ。そして，この姿を間近で見ていて，「やっぱり彼女は私のマザー・テレサだ。彼女のようになりたい」と強く思うのだ。

人をみることの大切さ

私が心から尊敬し，めざしたい「あの人」から学んだことは，患者の個性をしっかりとらえ，その人によいと思えるケアを大きな愛をもって行うことの必要性である。看護師であれば，看護学生時代から患者の個別性に合わせた看護の展開について，何度も言われ続けてきた看護の基本の1つであろう。しかし，勤務していると業務に追われ，1人1人の患者と向き合うことや，個別性に合わせた看護を行うことがとても難しいことなのだと実感した。

もし，私たち看護師が通り一遍のケアをすると，困るのは患者ではないだろうか。患者のも

つ力を引き出しながら疾病からの回復や患者の望む生活に導いていく看護師が，患者を困らせては本末転倒である。私たちは出現した精神症状によく目がいきがちであるが，見失いやすい症状の裏に隠れたその人の考えや見ている世界などといった個性をとらえなければ，本当の意味で患者を疾病からの回復や患者の望む生活へ導くことはできないだろう。だからこそ，患者を1人の人間として尊重し，その人の本質をみ

なければならない。それができているから，「あの人」は本当にスゴイと思う。

〈引用・参考文献〉
1）フロレンス・ナイチンゲール著，薄井坦子他訳：看護覚え書―看護であること看護でないこと 改訳第7版．現代社，p.221，2015.
2）ヴォルフガング・バーダー編，山本文子訳：マザー・テレサ100の言葉．女子パウロ会，2009.

5人のキラリと光る看護師

皷 達也 つづみ たつや
医療法人誠心会神奈川病院（神奈川県横浜市）
看護師

突然の執筆依頼であり，少し戸惑いましたが，ポジティブシンキングの私はいい経験ができると思い，引き受けさせていただきました。

神奈川県横浜市旭区に所在する医療法人誠心会は2つの病院を運営しており，その1つが神奈川病院（以下，当院）です。社会資源が豊富な法人であり，訪問看護ステーションかわい，精神障がい者生活訓練施設ヴィラあさひの丘，就労移行支援事業所ラボ・ラーレ，よりどころメンタルクリニック横浜駅西口，あさひの丘メンタルクリニック，グループホームが5か所，そしてデイケアを有しています。当院にはアルコール依存症専門病棟があり，神奈川県の民間病院では当院のみです。心理教育の種類も豊富であり，アルコール依存症・統合失調症や家族向けを含めると計8種類の心理教育が行われています。

私が在籍する病棟は精神科急性期病棟で各種精神疾患の急性期症状を薬物・作業療法・心理教育を用いて，短期・集中的に治療している病棟です。病棟職員は幅広い年代の看護師が在籍し，子育て世代が多く，夜勤免除・時短勤務や介護休暇などを利用している職員もおり，ライフスタイルに対応しやすい職場であると感じています。

私は精神科に勤務するのは当院がはじめてで，精神科歴4年目を迎えます。看護師以外では即応予備自衛官として休日は自衛官としても活動しています。防災士として記事を執筆し，自治体防災会議や訓練にも参加しています。防災訓練には自衛隊・警察・消防・地域の病院やDMATが参加するなか，訓練で精神科病院は見かけず，避難所マニュアルにも感染患者・妊婦・高齢者以外に触れていないことが多く，地域住民や他機関との連携・相互理解のためにも精神科関係者も積極的に参加してほしいと考えています。

テーマからそれた話となってしまいましたので，当院と私の自己紹介を終えます。早速，私から見た「あの人いいな，すごいな」を5人紹介

します。

精神科歴が長いベテラン看護師

当院在籍も長く，患者の経過をよく知っており，また症状のアセスメント能力が高いため患者対応がスムーズな女性看護師です。再入院患者とも関係性が構築されており，若手の看護師であると説得できないことも，この看護師がかかわると患者さんは納得されます。また，若手看護師が対応すると，患者さんから治療以外のセクハラ的な話題や高圧的な態度をされてしまいますが，彼女が対応するとむしろ患者さんに注意してくれたりしています。若手看護師が相談している姿も見ますが，その看護師は研修のような形で知識や経験を披露することはなく，さりげなく知識や経験を伝達しているところが今回のテーマにぴったりだと感じました。

はっきり物申す看護師

沖縄県出身で，敬語を使用することがまずない，ムードメーカー的な男性看護師です。「接遇はそれで大丈夫なのか？」と思いますが，患者さんとの関係性はよく，アルコール依存症の心理教育にもたずさわっているため，アルコール依存症について詳しく，患者さんとのつながりも深いです。口調がはっきりしており要点を患者さんに伝えるため，この看護師の説明は患者さんに伝わりやすく，セクハラ的発言をする患者さんにも毅然とした態度で注意するため，若手看護師には頼りになる存在なのではないかと思います。

自ら研修などを積極的に開催することはないのですが，さりげなく後輩に知識・経験を教えています。若手看護師には患者さんとのかかわりを見て学んでほしいし，患者さんとの関係性の大切さを彼から学んでほしいと思いつつ，私自身も勉強になっています。

新しいことに挑戦し，「おもしろい」

感染委員会の男性看護師なのですが，パソコン操作が苦手な方です。あるとき，新型コロナウイルス感染症対策の一環として，ガウンテクニックの動画の作成を任されて落胆していました。しかし，男性看護師は周囲のパソコンに詳しい職員に相談して動画を完成させました。その際に，私にも動画を見せてくれ，「苦手だと思ってたけど，やってみたら意外と『おもしろい』と思ったよ」と話しており，苦手から楽しいに変化したこの出来事は私もうれしかったエピソードです。苦手だから手を出さないのではなく，挑戦し，達成した姿はすごいなと感じました。

周囲のことを考えて行動する

看護師として経験は少ない若手女性看護師ですが，業務面で光るところがあるなと感じました。彼女は救急カートのチェックをする際に，使用期限が迫っている物をメモにして持ってきてくれるのです（以前まで私は救急カートの機材管理を担当する委員会に所属していました）。ただチェックするだけでなく，プラスアルファ

があるところがいいなと感じました。看護記録においても，拘束帯使用時に固定ボタンの使用数を記載してくれ（当院では記載する決まりはない），やらなくてもいいが，やったほうがいいことをさりげなく行ってくれています。

人あたりのよさ

今年入職した，看護師経験は少ないが過去に社会人としての経験がある女性看護師。あるとき他職種のスタッフから，「あの新人の人，話しやすかったけど名前なんて言うの？」と私に声をかけてくれたことがあります。当院では退院支援に力を入れており，チームでの協働が大切です。そんなとき，話しかけやすさや多職種とのコミュニケーションが必要となります。今後は患者とのかかわりにも活かす機会があればなと期待しています。

以上，私から見た，自らアピールすることもなく，目立たないが，キラリと光る看護師5人を紹介しました。ここでは紹介しきれませんが，それぞれが持ち味を活かし，日々看護しています。

目立たないがキラリと光る看護師の活躍方法について，どんなによい能力であっても，それを活用する機会がなければ活かされません。各人が能力を発揮するためには「多様性を受け入れること」「キャリアジャングルジムの考え方」の2点が大切だと考えます。「多様性を受け入れること」は，当院には新卒で入職する看護師は少なく，精神科以外の診療科での経験を有している看護師も少なくありません。医療職以外の

職域から看護師に転職した人もおり，学歴や経験値が個々で異なります。家庭環境に目を向けても，地方出身で単身生活の者，育児者や母子家庭の者，親の介護を要する者など，全員が異なる状況で働いています。看護師の技術や知識をOJTとして教える以前に，多様性を受け入れる職場環境は重要であると思います。これは患者への対応にも通ずるところがあります。自分が認められた存在であると認識できる環境であれば各人の能力が発揮しやすく，職場の看護能力の向上にもつながるのではないでしょうか。

「キャリアジャングルジム」は聞き慣れない用語かもしれませんが，「キャリアとは『ラダー（はしご）』でなく『ジャングルジム』のようなもの」というFacebook社の女性COO（最高執行責任者）シェリル・サンドバーグ氏の言葉で，キャリアの考え方として好きな言葉です。この考え方によると，キャリアは上下だけでなく，3Dのように広がっていることになります。そのため，転職をくり返した看護師や異業種から看護師になった人や，場合によっては趣味などすべての経験がキャリアであるということです。この考え方を導入すると，看護師経験は少ないけれど，「以前接客業をやっていたから対話や接遇は任せて！」など，埋もれていた職員のモチベーションの向上や職員間のポジティブな刺激にもなると思います。

最後に看護師としてだけではなく，生活や過去の経験まで評価することや受け入れるようにすることで，いままで見えなかった能力が発揮しやすくなるのではないでしょうか。これは患者さんに対しても同様なことです。私も目立ちすぎず，でもキラリと光ることができるようにがんばります。

個性を活かし，理解する看護

大森麻美 おおもり まみ
独立行政法人国立病院機構帯広病院（北海道帯広市）
看護師

私が精神科に勤めて10数年間で出会った先輩看護師は個性豊かな人たちばかりでした。先輩看護師たちは自分の個性を理解し，その個性を特性に変えて技として看護に活かしていました。先輩看護師たちは新卒で精神科に勤めており，20年以上も精神科の患者様たちとつきあってきた人たちです。精神科に配属となって先輩看護師たちのスゴ技を目のあたりにし，私に精神科看護ができるのかと不安になるほどでした。先輩看護師たちのスゴイところをみなさまに伝えられるか心配ですが，紹介していきたいと思います。

私が出会った先輩看護師のスゴイところは，どんなに拒薬してもその先輩看護師に任せれば100％といっていいほど内服にこぎつけることができるところです。私が患者様に薬を飲んでもらおうと苦戦していたとき，そっと私に「後で対応するから無理しなくていい」と言いました。その後，先輩看護師が1人で患者様のところに行き，難なく内服介助をしてくれました。そのようなことが何度か続いていたのですが，その対応の姿を見ることができない日々が続いていました。その先輩看護師はこっそり1人で行ったり，ついて来なくていいからと言ったりと対応中の姿を見せることがなかったのです。しかし，やっとその姿を見るチャンスが得られました。テレビドラマの「家政婦は見た！」のごとく，こっそり覗いてみると，拒薬をしている患者様と同じ目線で話を聞き，「じゃあ飲みましょうか。必要な薬ですからね」と話しているのです。正直，私も同じことをしているつもりでした。どうして私の対応では飲んでくれないのかと，本音を言うとイライラしていたと思います。そしてあるとき，その拒薬していた患者様からその先輩看護師について話を聞くことがありました。患者様は「あの人（先輩看護師）はさ。なんかさ。雰囲気かな。そういうのがいいんだよ。昔からいる看護婦さんだろ。そういう感じかな」と話していたのを覚えています。先輩看護師の神業は，積み重なった経験と知識から醸し出す雰囲気が影響しているんだと気づいた瞬間でした。そして，まだまだ私には経験が足りないし，知識も足りないのだと痛感する瞬間にもなりました。

そんなある日，その先輩看護師と一緒の夜勤で，突然私に，「新しく入院してきた認知症患者様の内服の介助を代わってほしい」と言ってきたことがありました。百戦錬磨の先輩看護師がどうして私に代わってほしいと言ってきたのか，まったくわかりませんでした。そのときは無事に内服することができてホッとしたのですが，先輩看護師に理由を聞いたことがありました。先輩看護師は，「私とは相性が合わない気がするんだよね。最初は大事でしょ？　だからあんたのほうがいいと思って行ってもらったの。ありがと」と言いました。先輩看護師は私の特性も見抜いており，患者様にとってよい関係性を築ける人材の判断もできることに感激し，それと同時に「私のことをスタッフとして認めてくれてるのかな」とうれしくなったのも正直な気持ちでした。

それに加えて「あんたもさ。私と似てるから

気をつけなよ」と言われ，私はそんな態度をしているのかと思ってしまいました。まったく気づいていなかったことだったので正直びっくりしました。その先輩看護師は自分の対応の特性を十分に理解し，その特性を活かして対応している。それが効果的かどうかも考えて接しており，その先輩看護師のオリジナルな対応になっているのではと感じました。そして，それがまたいい効果につながります。この考えを裏づける出来事がありました。ある患者様が「矢が飛んでくる！」と叫んでいました。その患者様に対して「避けなさい！　避ければいいでしょ」と伝えました。そうすると患者様は，「はい」とにこやかに自室へ戻っていきました。少しびっくりするような対応に思えたのですが，別の先輩看護師が「あの人だから許されることだよね。私だったら許されないわ。あのキャラだから通じるのよ」と話し，「私はね，自分のこと，自分の精神状態とか対応の仕方とか，責任もって向き合える状況なのかよく確かめるんだよね」と教えてくれました。先輩看護師たちは自分の特性を十分に理解し，その特性を発揮できる状況に整えていることを教えてもらいました。10人いれば10種類の対応の仕方が出てきてもいいことを知ることができました。私はいままで，誰でも同じ看護ができることが大切で，1年目でも10年目でも同じ看護ができるようにスキルを磨かなければならないと思っていました。

そして，先輩看護師たちはそれぞれのもっている個性を互いに理解しているところもあって，その患者様にはこの看護師が対応することが向いており，よい相互作用が起きるのではと考えていました。言わなくてもわかる関係性が先輩看護師たちにはできあがっているように感じました。それは，拒否が強い患者様に対して数名で対応する際に，特に相談することもなく，その患者様と相性のよさそうな看護師が率先して説得する場面を見たときでした。患者様の悪化している症状や特性を瞬時に見抜いて対応するところは，神業のように思えました。たくさんの精神科の患者様と向き合ってきた知識や感覚が蓄積され，なおかつ研ぎ澄まされている状況でした。多くの経験が患者様の状況を的確にアセスメントし，適切な対応に結びつけることができる先輩看護師たちと一緒に働いていることは私の誇りです。

いまだに私は手探りで，失敗することも多く，ほかのメンバーが同じ失敗をくり返さないように伝達するくらいしかできません。先輩看護師たちの個性が光る対応は真似できるものではありませんが，私の看護の手技の1つになるよう，先輩看護師たちのスゴ技を体感したり，観察していきたいと思います。よく話をする先輩看護師が「お互い昔は言い合ったものだよ。あんたはこうだとか，だからダメなんだとかいいんだとかね。嫌でもわかるんだよ。あの人がどうするかがね」と話していました。言い合える同志がいることをうらやましくも思いましたが，積み重ねてきた看護技術と関係性がこの言動には表れているのではないかと思います。お互いを評価し合える関係性のある職場になっていけたらいいのではないかと思いました。私はまだまだ積み重ねた経験や知識は浅く，失敗ばかりの日々ですが，そんなスゴ技をもつ先輩看護師たちに支えられて日々の看護を行っています。先輩看護師たちに近づけるよう，自分を知ることで自分の看護の質を評価できるよう，研鑽していきたいと思います。この文章が先輩看護師た

ちのエールになれたらよいと思います。いつも支えていただき，ありがとうございます。これ

からもよき見本として患者様とかかわる姿を見せていただけると幸いです。

先輩看護師の光からの学び

藤村香織 ふじむら かおり
医療法人仁愛会水海道厚生病院（茨城県常総市）
看護師

私の精神科看護に対するこれまでのイメージは，患者の話を聞く，入院生活で不自由に感じていることのお手伝い，服薬の介助といったものであった。看護学校を卒業し，現在勤務する病棟は，精神科療養病棟である。高齢で長期入院されている患者や認知症患者が多く入院しており，これまで描いたイメージとは違っていた。

私は入職してから2年目を迎えている。現在勤務する病棟には，認知症患者のほかに身体疾患を合併する患者や，加齢による嚥下能力が低下し誤嚥にいたってしまう患者，そして誤嚥性肺炎によって全身状態が悪化してしまう患者などが入院しており，フィジカルアセスメント能力や適切な看護技術の提供が求められ，日々手探りながらも多くのことを学んでいる。

このような特徴のある病棟で，精神科の経験しかないのに仕事を続けていくことができるのだろうかと一抹の不安を抱いていた。しかし，この不安から救ってくれた人がいる。その人は，急変時対応を得意とする先輩看護師である。患者の急変に戸惑っている私に，的確なアドバイスと，適切な看護技術を指導してくれている。そんな先輩看護師は，病棟スタッフ，医師からの信頼も厚く，常に患者の命を救うこと

に全力を注いでいる。また，精神科の経験しかない私を，いつもやさしく，そして温かく支えてくれている。この先輩看護師の支えがあることで，私の不安が「安心」へと変わり，先輩看護師とともに患者の命を救っていきたいと思っている。

もう1人，私が精神科勤務を続けていくうえで，目標としている先輩看護師とのエピソードをお伝えしたい。その先輩看護師は，精神科病院一筋で長く勤務されている寡黙な方である。そんな先輩看護師が数年にわたりかかわっている，慢性期統合失調症の患者がいる。その患者は夜中に洗面台で何度も皮膚を損傷するほど頭や顔を洗ってしまうことがあり，ある日，私が夜勤であったとき，やめるように促しても聞き入れてもらえず，翌朝を迎えることになってしまった。そして，顔が赤くなって皮膚が損傷してしまっていた。私は，なぜ患者の洗顔や手洗いをとめることができなかったのか考えたが，答えは見つからなかった。そんな悩みを抱えているとき，先輩看護師が患者の洗面や手洗いを制止しているところを目のあたりにした。

私は，どのようなかかわりや介入によって，患者の行為を制止することができたのか，先輩看護師に指導していただきたいと思った。先輩看護師からは「たいしたことは言ってないですよ。『顔と手が痛くなるからほどほどにしてね』と言っただけですよ」との一言であった。後日，同じ場面に遭遇し，先輩看護師の患者へのかかわりは私が夜勤の際に行ったかかわりとなん

ら変わりがないように思えたが，先輩看護師の「大きなやさしさ」に触れたような気がした。

先輩看護師は，患者の担当になってから，入院中に何か困ったことがあったら相談するようにと伝えたり，他患者とトラブルになったときや入院生活に不便を感じているとき，一緒に考えてくれたりなど，何かと患者を気にかけていたことをほかのスタッフからも聞くことができた。

この先輩看護師とのエピソードを体験できたことで，私は長年にわたり患者とのかかわりを欠かさずに行ってきたことによって，患者の苦悩やつらさを理解し，患者との距離を時間とともに少しずつ縮めていった結果，信頼関係を構築していったのではないかと考えた。そして，その信頼関係が先輩看護師と患者の根底にあることによって，患者は先輩看護師の言葉に耳を傾けたのではないだろうかと考えた。つまり，時間をかけながら患者と正面から向き合い，患者を理解しようと日々かかわっていき，患者の安心感へとつなげていくことが重要なのではないかと考える。これらのことから，私は身体と精神の両側面から患者を理解し，日々の看護ケアにつなげていくことが重要であると考える。

本稿の執筆では2人の先輩看護師について書かせていただいた。命の尊さや患者を救うために必要な力を与えてくれる先輩看護師，そして患者との信頼関係を構築する重要性や大きなやさしさを背中で伝えてくれた先輩看護師。2人とも私が尊敬し，これから精神科看護師として歩んでいくうえでの目標であり，モデルでもある。しかし，私には経験，知識，技術が足りず，これからもたくさんのことを学んでいかなければならない。その過程で悩み，苦悩することもあると思う。そんなときにも先輩看護師が私を支え，やさしく見守ってくれていることを実感し，感謝しながら日々成長していきたいと思う。

「何も特別なことはしてないよ」

飯田麻美 いいた あさみ
医療法人仁愛会水海道厚生病院（茨城県常総市）
看護師

私は看護師になり2年目を迎えた。現在勤務している精神科急性期治療病棟は，精神症状の悪化による集中的な治療や，慢性期治療病棟患者の急性増悪対応，レスパイト入院などさまざまな目的によって入院となり，3か月以内で在宅や施設への退院をめざし，看護を行っている病棟である。このような特徴のある病棟で，私は早期退院をめざして集中的な治療へとつなげていけるように，症状や病気に対する視点が重要であると思い，日々の看護を行っていた。

しかし，症状や病気を中心とした視点で患者にかかわっていたことにより，患者の全体像をとらえることができていなかった。そして，患者への介入やかかわり方に悩んでいた。そんなとき，ある先輩看護師のかかわりを目にし，患者とのかかわり方を再考するエピソードに出会えた。

先輩看護師は，病棟で行われている作業療法活動を，患者さんの横に座って一緒に作業を行いながら，日常生活についての会話をしていた。

もともと，先輩看護師がかかわっていた患者は寡黙な人であり，自分の思いを言葉で表現することができず，「はい，いいえ」で答える方であった。私は，先輩看護師と患者が会話をしている光景を目にしたとき，「どうすれば，先輩のように患者の思いを引き出すことができるのだろうか？」と気になった。私も先輩看護師のように患者の思いを上手に引き出したい，その一心でかかわり方について指導していただこうと思った。しかし，先輩看護師は「何も特別なことはしてないよ。毎日患者との時間を楽しんでいるだけだよ」と笑顔で私に話してくれた。その言葉に私は，患者の早期退院をめざし，症状観察や問題解決だけではなく，精神科看護の奥深さや大切な部分を教わったような気がした。つまり，この先輩看護師は「患者との時間を楽しむ」なかで信頼関係の構築につなげ，患者の全体像をとらえるために，人となりや家族・生活背景，感情や思考，精神状態を把握しようとしていたのではないだろうか。そして，患者の精神症状による生活障害を理解しようとしていたのではないだろうか。

精神科急性期治療病棟では集中的な治療が優先され，症状悪化の早期発見や早期退院をめざすための問題解決の視点は必要なことだと思う。しかし，この経験から，病気や症状だけではなく，多側面的な視点で患者に着目することが重要なのではないかと考えた。また，その患者に興味をもち，寄り添っていくことで，患者の全体像をとらえることが可能となり，患者の立場で生活障害についての理解を深めることができるのではないかと考えた。

これらのことから，私は問題解決の視点と患者の生活障害を理解するための多側面的な視点を併せもち，精神障害を抱えながらも患者自身の生活がよりよくなるように，健康的な部分や患者の強みを活かした個別性のある看護を行っていこうと思う。しかし，駆け出しの精神科看護師である私ができることは限られている。日々のかかわりによって患者の状態を左右してしまうような失敗もあると思う。そんなときにはまわりにいるたくさんの先輩看護師の方々から，「この場面では，こうしたらよかったのではないか」など，さまざまな視点から振り返りと指導をしていただきながら，私なりの歩幅で成長していきたいと思う。そして最後に，本稿の執筆だけでは語り尽くせないほど，私のまわりには尊敬と目標となる先輩看護師が存在し，支えていただいていることに「感謝」いたします。

自然と出る有効な技術

疋田 健 ひきだ けん
医療法人圭仁会東ケ丘病院（北海道深川市）
精神科認定看護師

はじめに

精神科医療の現場では，患者さんの行動でついイラっとしてしまったり，怒りや悲しみといった陰性感情を抱いてしまったりすることが少なくない。たとえば，「何度も同じ訴えをくり返

している」「患者さんから罵声を浴びせられる」などがある。そのようなストレスが続くことによって，精神的な負担も大きくなり，退職を考えてしまうこともあるだろうし，実際に離職にいたってしまうケースもあるかと思う。

そんなストレスフルな環境でも上手にケアにあたってくれていた，筆者がキラリと光る場面と感じた看護師2名の事例を紹介したいと思う。筆者のいる病棟は認知症患者さんを受け入れている病棟なので，認知症患者さんへ対応する場面でのことだ。

テーブルをたたく患者さん

認知症で80代の男性患者さんは，食事のために介助で車イスに乗車してもらい，デイルームへ移動する。患者さんは，自分の席に着くと必ずといっていいほど，目の前のテーブルをバンバンと手の平でたたいて音を出してしまう。このような場面では，一般的に，「うるさいな」と思い，もしかするとそれを言葉にしてしまうこともあるだろう。しかし，それだと患者さんのテーブルをたたく行為が変わることはない。

ある日の看護師Aは，同じくテーブルをバンバンたたいている患者さんをナースステーションから見て，「リズミカルにたたいてるねー！」と笑顔で言った後，その患者さんのもとに行って握手をし，「どうしましたかぁ？」と笑顔で声をかけていた。一時的ではあるが，その後のテーブルをたたく行為はとまっていた。

食器を床に投げつける患者さん

認知症で，90代の女性患者さんは，食事のときには車イスに乗車し，デイルームで食事を摂取していただいている。理由ははっきりとわからないのだが，時々，食事の入っている食器を床に投げつけてしまうことがある。ある日，患者さんが床におかゆが入ったままの食器を床に投げつけてしまうことがあった。通常であれば，「どうしてそんなことをするのか」と怒りを感じ，怒りのままに床掃除をしてしまうこともあるかと思う。その感情が患者さんに伝わってしまうと，患者さんには残りの食事に手をつけてもらえないかもしれない。

一方で看護師Bは，患者さんが食器を床に投げつけた際，近くで別の患者さんに食事介助をしながらも，「手が滑っちゃったんだねー」と言って，別の器を患者さんに渡して食事の摂取を促し，特に怒った様子も見せないで床掃除をしていた。

前者・後者の違いは？

2事例の前者で表現した一般的にとってしまいがちな対応は，患者さんの行為に対して怒りの陰性感情を出してしまっている。それでは患者さんの変化はもちろんみられるわけはないし，看護師自体のストレスも高まる一方である。それに加えて，周囲にいる患者さんや看護スタッフに対してもとても嫌な思いも抱かせてしまう。「あの人また怒ってる」「あんな言い方しなくても」と思うスタッフも少なくないであろう。

実際，筆者も同様の場面に遭遇すればそのように感じると思う。陰性感情というものは周囲の人へ感染していくものである。

しかし，後者の看護師A，看護師Bは，前者と比べて声のかけ方や表情，その後の患者さんへのケアも違っていた。周囲の患者さんや看護スタッフも嫌な思いはしていなかったであろう。少なくとも筆者は嫌な思いはしなかったし，キラリと光る瞬間と感じていた。

それでは，前者と後者の看護師では何が違っていたのだろうか？　ここまで読むとすでにおわかりの方も多いと思うが，肯定的認知の構築を促す「リフレーミング」である。

リフレーミングを活用したケア

リフレーミングとは現象・事象に対する見方や理解の仕方に関する既存のフレーム（枠組み）を変化させることである。人のもっているフレームが変わることで，その感情や言動にも連鎖的に変化が生じる。結果的にその人のおかれた環境も変化する。相手（患者さん）に変化を求めようとするのではなく，自分から肯定的意味づけへと変えていく認知の変容である。簡単に言えば，ものの見方・意味づけを変えて，その後の行動によい変化をもたらす方法である。

看護師Aは，患者さんのテーブルをたたく行為を「うるさい行為」と否定的意味づけするのではなく，「リズミカルな音」と肯定的意味づけをしたのである。たしかに，聞きたくない音を聞かされるのは不快だし，受け入れがたいものではあるが，そこをあえて肯定的に意味づけしたことにより，看護師Aは怒ることなく患者さ

んのもとに行き，握手をするという行動にもつながった。看護師Bは，おかゆを床に投げつける行為に，「床を汚された」と否定的意味づけをするのではなく，「手が滑ってしまった，しょうがないこと」と肯定的意味づけをした。おかゆでベトベトになった床を掃除するということは誰も好きこのんでやりたいことではないが，肯定的意味づけをすることで看護師は穏やかに患者さんへ対応して，その結果，患者さんは食事を再開してくれた。

リフレーミングが生み出すもの

2事例の前者，後者どちらの看護師がストレスフルな状況にあるだろうか。明らかに2事例ともに否定的意味づけをしている前者の例がストレスフルな状況にある。これでは，次によいケアを実践しようにも難しいし，精神的な負担も大きくなってしまうのは必至である。しかし，後者の看護師は同じ現象を体験していてもなんとも穏やかで，ストレスを感じさせない状況である。このような状況であれば，心にも余裕ができ，その後もよいケアが実践可能となりそうである。

また，読者のみなさんは2事例の前者と後者，どちらの看護師と一緒に仕事をしたいだろうか？　前述したように，陰性感情をむやみに出してしまうと周囲の人に移ってしまうので，筆者とすれば前者の例のような看護師とは一緒のナースステーションにいることがつらくなるだろう。やはり，後者の看護師とともに仕事がしたいと思うのは自然なことだと思う。この状況では陰性感情は伝播しないし，一緒に仕事をし

ていてもストレスを受けないのである。このように，リフレーミングを用いることは患者さんと看護師本人だけによい影響もたらすだけでなく，周囲の看護スタッフへもよい影響をもたらすのである。

意識してやっていた？

　当時，筆者は看護師A，看護師Bに「普段からリフレーミングは意識しているの？　認知の変容を取り入れようとしているの？」と聞いてみたのだが，「何それ，リフレーミング？　認知の変容？　知らない」と返されたので驚いた。彼女たちは自然と目の前の患者の行為について，肯定的意味づけをしてケアにあたっていたのである。筆者はどちらかというと肯定的意味づけが苦手であった。そのため，患者さんや自分，周囲のスタッフのためにもと思って認知行動療法を学び，意識して日々の業務のなかで肯定的意味づけをし，行動にも移すよう努力していた。しかし，彼女たちは肯定的意味づけ・リフレーミングの方法・技術を知らずとも，自然に日常のケアに取り入れていたのである。そのことにセンスのよさを感じたし，筆者にはでき

ていなかったことなので嫉妬すら感じたのを記憶している。しかし，それを自然にやれている人が自分の病棟にいてくれることは，安心できるし，ホッとする瞬間でもある。まさにキラリと光る場面であり，そんな場面が看護の現場で増えていくことを願う。

おわり

　看護の経験や知識の差はそれぞれあるものの，それぞれの看護師がもつ秘めた才能や能力が看護の現場ではキラリと光るものだ。
　看護現場では毎日のように困難な場面やさまざまな問題が起きる。なかにはすぐに解決できないものあるだろう。そんなときには，看護師それぞれがもつキラリと光る才能や能力で困難や問題を乗り越えていければいいと思う。

〈引用・参考文献〉
1）東豊：リフレーミングの秘訣—東ゼミで学ぶ家族面接のエッセンス．日本評論社，2013.
2）宇佐美しおり，野末聖香編：精神看護スペシャリストに必要な理論と技法—専門看護師など高度実践家のためのテキスト．日本看護協会出版会，2009.

背中でなく言葉で語る

「思考の言語化」のトレーニング法

執筆者

宝塚市立病院（兵庫県宝塚市）
精神看護専門看護師
武藤教志 むとう たかし

半沢直樹が高視聴率だけれど……

日曜劇場『半沢直樹』の続編の初回視聴率は20%超え。なぜこれほど人気があるのか？　それは，日曜の夜9時に多くの人が「スカッ」としたいから。しかし，見終わったあとに「祭りのあと」の物悲しい感情を抱いてしまうのはなぜだろうか？　ドラマとは違って現実は"倍返し"もできないし，仕事もただ漫然と業務をこなすだけで，充実感も達成感も自分がレベルアップしていく感じもしない。時代の変化についていくのもしんどいし，新しいことや変わったことに取り組むのも億劫だし，楽しくない。しかし，1日の約3分の1の時間は職場で過ごさなければならない。これが現実だからだ。では，楽しくないのはなぜだろうか？

背中で語りがち問題

精神科看護は，「心に寄り添うケア」や「傾聴と共感」という耳心地だけがよい標語が根づき，論理，機序，仕組み，枠組みに無頓着な人が多く，仕事人生のすべてを「職人」で終える人や「職人風」で終わる人も多い。寄り添いや傾聴や共感を否定するわけではないが，それら

には「実がない」とも言える。「匠の技」を「背中で語る」と言えば聞こえはいい。しかし，それは陶芸家や板前や大工など職人の世界の話。「専門職」をうたっている看護師の世界では通用しない。精神科も数ある診療科の1つで，医療の，専門職の世界であり，職人の世界ではない。実もなく，匠の技"らしきもの"を背中で語っているうちは，決して楽しくはならないのだ。

専門職と職人を分けるのは何か？

　専門職と職人を分けるものはいったい何か？　それは，"アセスメント"をするかどうかである。アセスメントすることに不慣れな人は，きっと「難しいことはいいから，ここはとにかく傾聴・共感して患者に寄り添って！」と言うだろう。そして，「理屈で精神科看護はできない」と言うだろう。しかし，私たち看護師は，自分の行ったケアを，「あの患者にはこういうことが起きていて，その原因・要因はこういうことで，こういうかかわり方をすることで，こういう効果が得られる」という"アセスメント"について説明できなければならないのである。意外に思うだろうが，ここに「楽しさ」がある。

どうすれば職人から
専門職へ変われるのだろうか？

　職人人生を抜け出して，専門職人生を歩むために必要なことは何か？　そう，言葉を使って，きちんと考えればよい。考える力を身につける際に役立つのは，「起きていることを説明するこ

と」である。ほんのささいなことでかまわない。患者に起きていることと，自分がしたことをきちんと言葉で説明するのである。"患者がワァーってなっているときは，スゥーっと近づいて，そっと寄り添って，ここぞというときにビシッと言ったらいい"というのは，説明でもなんでもない。

安易な言葉で済ませていないか？
—「言語化」のトレーニングを！

　安易な言葉といえば，たとえば，患者が，ひっきりなしに妄想を訴えたことを「不穏」，不機嫌そうに語気を荒げたことを「不穏」，せかせかと歩きながらブツブツと独語していることを「不穏」というようなこと。きちんと考えないと，わからないことを学ばないと，ボキャブラリーも専門用語も貧困なままであり，こうした言葉で片づけるしかない。これは，おいしいものを食べて「まじヤバい」，面白おかしい話を聞いて「まじヤバい」，絶景を見て「まじヤバい」と言うようなギャル語と同じなのだ。

　多くの人は客観的にみて"これぞ"という看護をしているのに，アウトプットされる言葉はいつも同じ。「不穏の患者に対して傾聴と共感を行い，落ちついた」という説明ではもったいないし，正確性も心もとない。「言語化って難しそう」と感じる人も少なくないはずだが，その悩みは次に紹介する4つの「言語化」トレーニングで改善できる。

1）ふさわしい用語で言い表す
　ひっきりなしに妄想を訴えていることを言

い表すのにもっともふさわしい言葉は何か？（例：妄想の心的占有度と行動阻害度が高い），せかせかと歩きながらブツブツと独語していることを言い表すのにもっともふさわしい言葉は何か？（例：内的焦燥がある）といった具合だ。幸か不幸か，精神科には800以上の症状用語があり，これに記述用語を加えれば軽く1000を超えるだろう。患者に真摯に向き合おうとすれば，“いったい何が起きているのか？”を探究するために，おのずと専門用語を調べるはずである。使いこなせる専門用語の数の多さは，精神科看護師としての臨床経験の深みを物語るのである。あなたも，同じ診断（疾患）をもつ複数の患者を知っているだろう。それぞれの患者の精神症状をそれぞれの患者の違いがわかるように書いてみよう。精神症状のレパートリーにも個別性があるのだ。

2）“なぜ？”を文章化してみる

臨床経験が長い人は，無意識に“なぜ？”の答えをもっている。“なぜ，ひっきりなしに妄想を訴えたのか？”“なぜ，せかせかと歩きながらブツブツと独語しているのか？”などである。ここをうまく言葉で表現できないと伝わらない。ひっきりなしの妄想・せかせかとした歩行と独語の背後に潜む原因・要因を“なぜ？”の答えとして説明してみよう。精神症状の背後にも個別性があるのだ。

3）文章で証明してみる

あなたと患者とのかかわりの場面の1つ1つについて，“なぜ，私はこうしたのか？”をきちんと考え，あなたのかかわりが理にかなっているという証明を文章化するように努める。文字化された思考の道筋を何度もたどれば，何を考えていたかが鮮明になり，どうしてそのかかわり方を選択したかを伝えられる。言葉として見える形で残しておくことで，思考のスタートからゴールまでを一貫してたどることができるのである。

頭で考えていなければ文章化することはできない。さらに，頭だけで考えることと文章化することではハードルの高さはまったく違う。“立派なことを言っているのに，文章を書いてもらったら……”という人は大勢いる。それは，看護記録を見れば一目瞭然である。思考がずさんなら，記録はもちろん，仕事もずさんである。

4）言葉を変えて（若手に）説明してみる

前述のように，文章化はハードルが高い。そのハードルを超えるためにはまず，臨床経験の浅いナースに説明する。開口一番から完璧な説明なんて誰もできないので，臆することはない。相手の表情を見ながら，相手がわかったという表情・納得できたという表情になるまで，表現する言葉をあれこれ変えて説明するのである（図1）。相手が理解できないとしたら，それはいつでも自分の側に責任がある。「わからない相手が悪い」のではなく，「わかるように説明できない自分が悪い」のだ。これを楽しみながらやる。「自分の思考や言語化を鍛えるために，若手を（よい意味で）利用する」わけだ。言語化を鍛えるためには，とにかく言語化することだ。

筆者は長らく精神科で働いてきて，現在は身体科。自分よりうんと若いナースから精神疾患を抱えた患者やせん妄患者，認知症患者のケアに関する相談を受け，急性期病棟の忙しいナースたちに自分の言葉で“こういうことだからこ

ういうケアをしてほしい”と理にかなう説明を
して，彼女たちに動いてもらわなければならな
い。ただでさえ忙しい彼女たちは，「こころに寄
り添って！」や「傾聴と共感を大切に！」という
ほんわかした聞き心地のよい標語だけで動いて
くれるはずもなく，“こうしてほしい”と提案し
たケアがうまくいかないと次の相談もなく，「や
はり精神科は……ねぇ」といぶかしがられ，干
されてしまう。シビアだ。だが，そのぶん，説
明力は格段に向上する。「あの患者にはこういう
ことが起きていて，その原因・要因はこういう
ことで，こういうかかわり方をすることで，こ
ういう効果が得られる」というように。

　なお，文字化能力向上のトレーニングでは，
「メモでも記録でも，これまでにない言葉や言
い回しで書いてみる」「頭にひらめいたことは
すぐにメモを書いて文字化する」「『これ，い
い！』という文章表現に出会ったら，文字に書
いてみる」ということも効果的だ。

言語化する機会は勤務のたびにある

　思考の言語化・文字化。幸いにもこの機会は
毎日ある。そう，看護記録だ。週に1度は4つ
のトレーニングに取り組み，いつも以上に看護
記録に時間をかけ，ていねいに調べて，そこで
しっかり学ぶ。学びが足りないから楽しくない。
よく学び，物事をよく知り，説明責任を果たす
ことで，意外にも，仕事は楽しいものになるの
だ。それは，すべてメンタル・ステータス・イ
グザミネーション（以下，MSE）のなかにある。

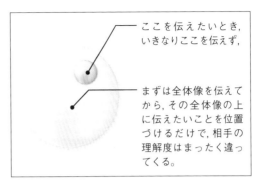

ここを伝えたいとき，
いきなりここを伝えず，

まずは全体像を伝えて
から，その全体像の上
に伝えたいことを位置
づけるだけで，相手の
理解度はまったく違っ
てくる。

図1　相手に物事を伝えるときのコツ。まずは全体像から！

　アセスメントをするとき，看護記録を書く
ときはぜひ，MSEを実践してほしい。「ん？
MSE？　なんだそれ？」と思った人，さっそく
学ぶことが見つかったわけだ。これは，専門職
と職人とを分かつアセスメントの技術であり，
精神看護出版から2冊のテキストが発売されて
いるのでぜひ手にとって見てほしい[1, 2]。きっ
と「うわっ，難しそう」と思うだろう。難しい
からと避け続け，「寄り添い」や「傾聴と共感」
といった「匠の技」を「背中で語る」という仕事
をしているうちは，決して楽しくはならない。
すでにあなたも気づいているだろう。難しいこ
とに取り組むことのなかに楽しみがあるのだ。

〈引用・参考文献〉
1）武藤教志編著：他科に誇れる精神科看護の専門
　技術　メンタルステータスイグザミネーション
　Vol.1. 精神看護出版，2017.
2）武藤教志編著：他科に誇れる精神科看護の専門
　技術　メンタルステータスイグザミネーション
　Vol.2. 精神看護出版，2018.

自分のわざを協働に活かすということ

『かもめのジョナサン』が示唆するもの

執筆者

関西医科大学総合医療センター
（大阪府守口市）
精神看護専門看護師（リエゾン）
吉井ひろ子 よしい ひろこ

　もし，あなたが知っている看護関連の場や，あなたの職場で，この特集のテーマに似た状況があるなら，一度，チーム全体のグループダイナミクスを観察してみませんか。日ごろのコミュニケーションのなかに，相手を気遣ったり，お互いの役割や能力・技術を補完し合ったり，支え合ったりする，こころの交流は含まれているでしょうか？　チームから孤立している方はいませんか？　もしくは，自分がそのような状況に陥ってしまってはいませんか？　振り返ってみていかがでしょうか？

　今回，『かもめのジョナサン』のストーリーを中心に，文献からお伝えしたいことは，以下の3点です。

①自分だけの世界でめざす自己成長には限界があることを知る。

②自分が仲間たちに教えたり，仲間たちから教えてもらえたりする協働のメリットを知る。

③他者の学びを手助けすることは，群れを愛することになることを知る。

　これらの観点は，つまり"お互いが歩み寄る行動"です。働く職場環境の精神衛生の善し悪しは，その場の看護に影響します。人を大切にしようとする思いやりがお互いのなかにあれば，おのずとまわりのものに引き継がれていきます。

　ただ，聞こえはよいですが，実践できている

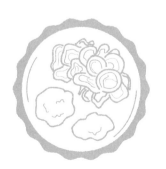

かどうかについては，言うほどたやすくはありません。理想と現実の間には，そこに存在しているものにしかわからない，さまざまな問題が複雑に絡み合っていたり，時間の経過で，すでに深刻化してしまっている場合もあるでしょうから。

　もし，特集のテーマに似た渦中におられる方であれば，複雑なお気持ちかもしれません。頭ではわかっていても，いざ実践するかという段においては，相当な心の抵抗を伴う場合や，それ相応の，自分との内面に向き合う時間が必要な場合もあるでしょう。ならば，この記事を目にしてくださったことをご縁に，筆者自身も，自分自身に向き合う勇気を振り絞りたいと思います。私たちそれぞれがおかれている場所も立場も違いますが，看護師である限り，看護をよりよくしたいという信念は，万国共通，未来永劫もち続けているもの同志，本来はわかり合えるはずだから。

　それでは，『かもめのジョナサン』の要約をご紹介しながらお話をしていきます。

　カモメのジョナサン・リヴィングストンは，群れる仲間たちと毎日同じように，餌を採るだけの暮らしには満足できず，1人だけ，いかに早く飛べるかの飛行技術の向上に余念がありません。普通のカモメたちにとって，飛ぶことは，食べるため。ジョナサンにとっては，食べることよりも，飛ぶこと自体が重要でした。彼の練習は，失速したり墜落したりしてもめげない，なりふりかまわないものでしたが，普通のカモメたちにとって飛行中の失速は面目を失うことでした。見かねた母親からは，骨と羽だけになっても練習し続けている

ことを心配され，父親からは，「勉強は大いに結構だが，腹のたしになること，食べるために飛ぶカモメであることを忘れないように」と諭されました。彼は，素直に受け入れ，一度は，他のカモメたちと同じようにやってみましたが，飢えながらも低空飛行の研究の方が幸せな気持ちでいられるため，1人で練習を再開しました。彼は，「自分が空でやれる事は何か，やれない事は何か。ただ知りたいだけさ」と，飛ぶことへの情熱を変えず，工夫と訓練を続けました[1]。

　その後，ジョナサンがどうなったのかは，後述します。

　ここでは，『かもめのジョナサン』のストーリーから，「学び」に着目したいと思います。

　なぜなら，私たち看護をなりわいとしている専門職の目標は，「よりよい看護の提供」だからです。看護倫理のなかでも，継続学習の重要性が述べられているように，学び続ける必要があることは，いうまでもありません。思い出してください。私たちも以前，看護学生や，新人看護師だったとき，何もかもわからないことばかりで，一生懸命になって勉強していたと思います。経験を重ねるうちに，キャリア豊富なベテランになっていくと，どうなるでしょうか。ベテランになればなるほど，学ぶことと切り離すことなく学び続けている人もいれば，学ぶことへの貪欲さが薄れてしまっている人もいるかもしれません。この2つの学び方の違いは，ジョナサンにたとえると，餌をとるための方法を学んだらよしとするのか，さらに，より早く，より高く飛ぶための技術を得ようと自ら学び続けていることとの違いに似ているのかもし

れません。

　最低限学ばなければならない学びと，さらに自分から学び続けようとする学びとの，その本質は違うものです。

　そもそも，「学ぶ」という言葉の語源は，「まね」「まねぶ」の言葉からだそうです。「まねをすること」，そこが「学ぶ」の始まりだそうですが，ただ，聞いただけ，見ただけ，知っているだけでは，何も生まれません。知識も思考も，学んだことを自分のものとして取り込み，実生活に「わざ」として活かしていくことが大切といわれています[2]。

　看護の場合も同様です。ある個人が，他者よりも高度な看護の知識や思考をもっていても，日々の看護実践に活かされるという「わざ化」がされていなければ，意味がありません。さらに，ジョナサンの父親の言葉を借りれば，「自分のわざへのこだわりは大いにけっこう。でも，そこに，本来の看護があることを忘れてはならない」ことが大切だと思います。

仲間たちとつくる
本来の看護のための自己研鑽

　では，本来の看護とは，なんなのでしょうか。ナイチンゲールの『看護覚え書』[3]をひもといてみましょう。看護を科学的な視点で，誰にでも理解できるように原理原則を示したこの書は，現代社会でも学びを実践に活かせる先人の知の宝庫であることはいうまでもありません。また，ナイチンゲールにたち戻ると，看護の原点が，個人と環境との相互作用[3]を骨幹にしているように，看護師1人では看護が成立しない

ことを教えてくれます。他者とのかかわりのなかにこそ生まれてくるものに，関心を抱き，看護実践を提供[3]する。逆に考えると，**患者—看護師関係だけでなく，看護師—看護師関係のほか，多くの他者とかかわらずして，看護ができているとするならば，それは本来の看護とは呼べないものかもしれません。**

　ここで，『かもめのジョナサン』の話に戻りましょう。

　ただ純粋に，飛ぶことのよろこびを追求したかもめのジョナサンの飛行技術は，「限界突破」の域に達し，普通のカモメを超えました。しかし，カモメの集会で，とうとう，彼のただ，ひたすら自分の研究に没頭する行動は，仲間たちからは無責任で不名誉なものとして背を向けられ，群れを追放されてしまいました。彼は，孤独になってしまった悲しみよりも，飛行訓練をくり返すその先には輝かしい人生があることを，仲間に理解してもらえない悲しみを抱えることになりました[4]。

　もし，ジョナサンと仲間たちが，日ごろからチームメンバーとして協働関係を築いていたとしたら，お互いの役割や才能を補完し合い，どのような餌の採り方をし，どのような飛行技術を魅せていたのでしょうか。看護界におきかえて考えてみると，ジョナサン的存在の人を組織で有効活用できたら，どれほどチーム機能を向上することができるのでしょうか。可能性が広がりますね。

　組織に，ジョナサンに近い存在の看護師がいるならば，チームの力動はどのような状態でしょうか。一概にはいえませんが，たとえば，「脅

威」として遠ざけてしまってはいないか，「孤独」を感じさせることがあって相手から離れていったのか，もしくは，お互いが同じチームとして機能しようとしなかったなんらかの感情が渦巻いていたからか……。いずれにせよ，要因は1つではないと推察します。しかし，それを過去にして，もう一度，本来の看護を提供するために，ジョナサンに歩み寄り，温かく迎え入れ，お互いを高め合うことに，一役買ってもらうことはできないものでしょうか。

そしてもし，これを読んでいるあなた自身が，組織のなかで，ジョナサンに近い存在と自覚があるならば，自分のわざを磨く世界が，仲間との関係性にある看護につながるものであることを忘れてはならず，かつ，自分と仲間との関係性はどうかと危惧することが賢明です。なぜなら，本来の看護はチームナーシングであり，看護師―看護師関係なしに看護は成立しないからです。

協働なしに本来の看護はできないのだから

それでは，看護界のジョナサン的存在の人は，どのようにしたら，仲間たちとかかわりをもつことができるのかについて，お話には，つづきがあります。

1人になっても，さらに高度なスピード飛行を追究し続けたジョナサンは，同じ考えをもつ別のカモメたちと出会いました。その彼らは全員毎日，研究し続けています。彼らの生活にもっとも重要なものは，自分がいちばん

やってみたいことを追究し，その完成の域に達することでした。そして，それが空を飛ぶことでした。彼は，そういう仲間たちから歓迎されている気持ちになりました。彼は，さらに高い技術をもつある長老に会いにいき，諭されました。「どんなにスピードを追究しても，限界のない完全なるスピードは存在しない。あるのは，すなわち……」とうとう，長老の超絶技巧さえも会得したジョナサンの努力は，仲間たちに賞賛されました。彼は仲間たちにいいました「わたしは，ここでは，勉強しはじめたばかりの新参者です。わたしこそ，あなたがたから教わらなければならない」[5]。

学習を身につけて，「わざ化」していくには，長期的な学習をくり返していく努力や工夫が必要になります。そのため，「憧れ」の人の生き方やスタイルをまねることから意欲的に学んだり，先人たちの知を徹底的に学んだりという「学ぶ」素地が必要です[2]。彼には，「憧れ」の存在はいませんでしたが，「憧れ」を追究した理想こそが，彼のたゆまないモチベーションであり，たいへんな訓練の末に，限界突破の成功を成し遂げました。しかし，日ごろからチームとしての関係性にない仲間から，彼の成功は「憧れ」どころか，無責任で不名誉なものとして排斥されました。一方，日ごろから志をともにしている仲間からは，彼の成功は絶賛されました。この違いはいったいなんでしょうか。下記にヒントがあります。

彼は，独学で身体的技術を習得していく過程で，精神的なコントロールでより高度な技術が行えることや，他者からのやさしさや愛

を知っていきました。とうとう，彼は，自分の役目は，かつての自分と同じように，仲間に理解されないなかで独学しているいまの若いカモメたちに，長老が自分にやさしく教えてくれたように，教えてあげれば，どれほど若いカモメが自分のようにならずに救われるだろうと，そして，それを自分の使命としたのでした[6]。

　ここからわかることは，学ぶことで得られるものの1つに，受け継いだものを人に教えるよろこびもあるということです。そして，その学びの量が多い人ほど，さらに学びが磁石のように，多くの学びとくっついて派生するといわれています[1]。

　そうであるならば，たまには，じっくりと膝をつきあわせて，仲間たちと語り合ってみるのはどうでしょうか。ある問いを共有し，だれかの知識や知恵が優劣で正誤か，善か悪かの問答や評価はせず，人の意見はいろいろと異なっていてあたりまえの対等な立場で，対話をとおし学び合うのです。学ぶ楽しさを共有できれば，またほかの誰かの意見も聞きたくなるでしょう。貪欲になればなるほど，相互作用で派生する学びの広がりは，独学よりも，群れるほうが深まることはいうまでもありません。群れ全体で防衛機制の1つである「知性化」をしていくとき，仲間たちから，孤立した存在を二度とつくらせないと意を決するか，孤立した状態から自分の殻を打ち破るか。双方からの歩み寄りが必要になるでしょう。

　ジョナサンの弟子が，ジョナサンに質問をした場面です。弟子は，かつてジョナサンが

仲間から追放された以上に，自分ほど仲間からひどい仕打ちを受けたカモメはいないと思い込んでいるほど，憎しみや怒りを抱えていました。

　「あなたは，おっしゃいました。群れに戻って，彼らの学習の手助けとなることこそ，群れを愛していることだと。でも，自分に背をむけた仲間たちになぜ？」ジョナサンは諭しました。「きみを追放した仲間は，かえって自分を傷つけただけ。責めるのはやめ，助けるのだ。きみは，みずから，カモメの本来の姿の中にあるよいところを発見することに努めなければならない。それはそれで楽しいことだよ。そして，彼らが自分自身を見いだせるように，学習の手助けをすることが愛だよ」[7]。

　ここでジョナサンの話は終わりとなります。上記の要約以外のコメントは，個人的な見解にすぎません。みなさん，それぞれの感じ方があっていいと思いますが，いかがだったでしょうか。

「みんなでジョナサン」も悪くはない ―ともに学びあう「知性化」

　私たち看護師の使命は，継続学習です。現代社会の多様なニーズに対応すべく高度な知識や技術の習得が求められています。自ら，学んだことを，時代に合わせてアップデートし，適応していかなければなりません。「学び」の原点は，「考える」ことです。

　1人の考えを，多くの人が活用してきたことで，人がどれほどの発展を遂げてきたか，次の

お話で締めたいと思います。

　古代ギリシャの哲学者，ソクラテスは説きました。私たちは，知っているようで，本当は何も知らない「無知を知る」ことから始まることを。その弟子であるプラトンは，私たちの目に映る現実世界は，イデア（太陽）によってできた影でしかなく，「いま，見えている世界がすべてではない」ことを。近世のデカルトは，ところ変われば，価値観も常識も変わるもの，先入観を疑えと説き，近現代のフッサールは，ありのままの感覚に向き合うことで，自分の態度を冷静に見つめ直すことができると説きました。こうした先人たちの徹底的に考え抜いてきた哲学は，「知（智）を愛する」を語源とし，1人だけの探求の世界にとどまらず，時代を超え，さらに進化した考えへと受け継がれてきました。そのなかで「コペルニクス的転回（てんかい）」という言葉があります。古代ギリシャの時代，地球を中心にまわりの惑星が回っているという天動説で宗教的にも国を治めていました。それを真っ向から否定する理論をうちたてたのが，コペルニクスです。現代にも通じる歴史的大発見であった地動説。地球は，太陽を中心にまわりを回っている惑星の1つにすぎないという彼の説は，当時は「脅威」でしかなく，賞賛されませんでした[8]。

　ここで，お伝えしたいのは，ベテランであっても，学ぼうとする1人の人間として，まだまだ無知であることを知ることから始めて，もう一度「考える」に徹してみませんか。ベテランになればなるほど，自分のなかで培ってきた経験知に支えられています。それらを尊重する一方で，信じてきた持論さえも，それがすべて正解でなかったかもしれないという，あえて疑っ

てみるのはどうかという提案です。これは，意外と難しいことかと思います。

　文献には，「本当にそう思う」ことと，「本当にそうである」こととは，違うことを覚えておかなければならず，また，「正しい」とは，自分1人だけの定規でなく，誰にとっても正しいものでなければならない。人は「考える」ことで，誰にとっても正しい定規を手に入れることができるから，誰にとっても正しいのだから，お互いの正しいを主張し合ってケンカするはずもない[9]と記されています。

　たとえば，あるベテランがいたとします。日ごろから，"これまでが，こうだったから"とか，"そうじゃない"など，自分の経験知と自分がもつ価値判断で，物事の正誤を語るとします。そうすると，その方以外の方たちの意見は，すべて正しくないとして評価され，人との対話は成立しなくなってしまいます。精神看護を専門とする人には，釈迦に説法ですが，人と対話をする場合は，対等な関係が基本です。ポジションパワーやベテランであることは，いったん脇において，1人の人間として自分と違う意見を受け入れる柔軟さは，そういう気持と態度で対話の実践をくり返さないと身につかない1つの「わざ」でもあります。

　ベテランやポジションパワーをもっている人こそ，自分の意見と，真逆に違う意見をいったん受け入れるとき，場合によっては，持論を疑う勇気が必要になるでしょう。だからこそ，人の意見を「聞く」「受け入れる」「考える」ことをとおして，「学び」に身を投じてみませんか。答えのない問いに，新人，ベテラン，ジョナサン的存在も含め，たくさんの違った意見を集わせ，そこから起きる化学反応を楽しみに，と

もに学び合うことをくり返していけたら，みんなで看護界における「コペルニクス的転回」の考えに達することができるかもしれません。そのときは，みんなで，ジョナサンが憧れていた「学ぶこと」「発見すること」「自由になること」それを生きる目的にする世界を，ともに味わえたらいいですね。

〈引用・参考文献〉
1）リチャード・バック，五木寛之創訳：かもめの
ジョナサン 完成版．新潮社，p.19-37, 2014.
2）齋藤孝：学びのきほん 人生が面白くなる学びのわざ．NHK出版，2020.
3）フロレンス・ナイチンゲール，湯槇ます訳：看護覚え書—看護であること看護でないこと 改訳第7版，現代社，2011.
4）前掲書1），p.36-37, p.44-46.
5）前掲書1），p.56-67, p.72-82.
6）前掲書1），p.83-86.
7）前掲書1），p.87-89.
8）甲田烈：手にとるように哲学がわかる本．かんき出版，2008.
9）池田晶子：14歳からの哲学—考えるための教科書．トランスビュー．p.11-23, 2020.

「個」を活かす看護管理

執筆者
▼

医療法人昨雲会飯塚病院（福島県喜多方市）
看護部長
明間正人 あけま まさと

ナースステーションという大水槽

　ナースステーションのなかを眺めている患者がいる。精神科病院では時折見る光景だと思う。看護師に話を聞いてほしい人，間食を求める人，職員を観察することが好きな人，理由はさまざまであるが，このとき，隣に並んで一緒にナースステーションを眺めていると，私にはナースステーションが水族館のように見えてくる。大きな水族館にある，大小多数の魚が共存している大水槽だ。流れの中心となっている大きな魚が主任，流れに乗って泳いでいるそのほかの魚はスタッフナースか。飼育員がたまに姿を現し，食事を与えたり，水槽の手入れをしたり，それぞれの魚とコミュニケーションをとることは看護師長の管理業務に近い。そのような水槽のなかで，単独行動をしている変わった魚がいる。流れに逆らって泳いだり，隠れたり，不思議な動きをしてみたり。このタイプは，いわゆる「個性的」な看護師と呼ばれるのだろう。「個性的」な看護師は予想がつかない動きをするため，看護師長が「困った」と感じるタイプでもある。しかしながら，見えないところでいい看護をするのもこのタイプで，患者さんにはよく好かれている。

　今回思い出すのは，そんな一匹狼のようなべ

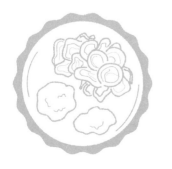

テラン看護師タイプ。孤立しているわけではないのだが，どこかチームとして動きは少ない。知識も技術もあるのだからチームのなかで力を発揮してほしい。そのような看護師を組織で"活かす"方法を，経験則から少しだけ提案する。

「集団」と「個」を理解する

まず「集団」を一度考え直す必要があると思われる。「集団」とは，広辞苑では「多くの人や物のあつまり」[1)]，組織行動学では「特定の目的を達成するために集まった，互いに影響を与え合い依存し合う複数の人々」[2)]と定義している。ここでいう「特定の目的」は所属する集団の特性によって違うが，看護師としてはみな「看護すること」に集約される。われわれは「看護する集団」であり，質の高い看護をするために，思考や行動を共有していくための教育を受け，カンファレンスを行っている。それでも，1人の患者に対する思考は全員が同じにはならない。看護師にも個性があるからだ。目的が同じ集団でも，中身には個性がある。これは集団の「同質性・異質性」と呼ばれる。

同質性と異質性

同質性と異質性はそれぞれ逆の概念であるため，「同質性が高い＝異質性が低い」「同質性が低い＝異質性が高い」となる。集団を「目的」「方法論」「経験水準」「出身地」など，あらゆる側面で考えたとき，似たものが多ければ「同質性が高い」といい，よく「まとまっている」など

と表現されるものとなる。反対に，似たものが少ないことは「異質性が高い」といい，「まとまっていない」と表現される。看護の集団は，当然「知識」「技術」「看護観」「人間関係」などの側面で同質性が高いほど「まとまっている」と表現されやすい。

しかし，集団はただ同質性が高ければいいというわけではない。同質性が高いと結束力が高まり，相互に助け合うという傾向が出てくる一方で，ほかの価値観を受け入れることが困難になる，決められたパターンしか発想されなくなる，などの傾向も同時に発生しやすい。そして，異質性が高いと集団の意思決定が困難になったり，対立が起きやすくなったりする反面，多様な価値観を創出し，問題解決にも多くの選択肢を発想しやすくなる。

管理者としては，同質性の高い＝まとまりのある集団をめざすのは当然かもしれない。ただし，集団の発展のためには異質性もほしいところで，この異質性を与えてくれるのがほかならぬ「個性的な看護師」となる。

コスモポリタン

次に集団のなかにいるスタッフの性質を考えてみる。社会学者のA・W・グールドナーは集団の成員を「ローカル」と「コスモポリタン」という概念で説明した。

「ローカル」は組織内への忠誠心・上昇志向が高く，自分のよりどころを組織内におく人物，「コスモポリタン」は専門的な技術へのコミットメントが高く，自分のよりどころを組織外におく人物と述べている。今回の場合，個性的な看

護師はおおよそコスモポリタンであろうか。

コスモポリタンは，自分のよりどころを組織の外におくため，新しい知識や情報をもっている。高度な知識をもち，職人肌なのもこのタイプだ。われわれ看護師になじみのあるベナー看護論でいえば，熟練者〜達人に分類されるタイプでもある。非常に頼りになる存在であるはずなのに，ローカルにとっては刺激が強いために距離をおかれ，極端な例だと疎ましいとまで思われることもある。ただ忘れてはならないのが，このコスモポリタンの知識こそ，管理者が留意して耳を傾けるべきものであるということだ。コスモポリタンを排除してしまうと，進歩のないホスピタリズムの強い集団になるのみである。

コスモポリタンに限らず，看護師の「個」を「存在意義」として理解することが，「個」を活かすための第1歩なのだ。

モチベーション

看護師の意欲，モチベーションを十分に保つためにも管理者の役割は非常に大切である。つまり，管理者が看護師1人1人の「個」を理解することで，看護師も「私を認めてくれている」と実感し，モチベーションが育まれていく。そこからさらにモチベーションを保つためには，「あなたを認めている」というメッセージを伝えていくことが必要だ。伝える方法も「評価する」「ほめる」などさまざまあるが，特に意識しているのは「コーチング」の技法と「看護師のリカバリー」である。

コーチングスキルでは特に，「質問」と「承認」

をするように心がけている。質問は「その方法の利点と欠点は？」「ほかの方法はないか？」と方法や選択肢を考えさせるような質問を入れるようにする。「承認」はタイミングが大切で，思考が広がったとき，一定の成果が得られたとき，タイムリーに「承認」することにしている。本人の気持ちと承認のタイミングを一致させることは，モチベーション維持には非常に効果的だと思われる。

もう1つ，「看護師のリカバリー」について，私も精神科看護師であるためリカバリーを思考の中心的概念としている。私は成功体験より失敗体験のほうが多い看護師で，いま現在も看護師を続けているのはリカバリーによるものだ。私は，看護師には結果だけではなく，「あなたはどうしたい？」という思いを聞く質問をしている。「私はあなた（看護師）を中心に考えていますよ」というメッセージでもあり，これは「質問」のタイミングで入れるのでどうしても時間はかかってしまうのだが，看護師として好ましいやりとりだ。

役割と機会を提供する

「個」を理解し，モチベーションを育み，維持させることができれば，あとはその個性を活かしてもらう方法を考える。コスモポリタンは看護観が高く，見えないところでよい看護をしていることが多いので，集団を発展させるためにもこれを活かさない手はない。私は各個人の存在意義としてどのような「役割」があるかを考えるようにしている。今回は意識的に「役割と機会」を提供した事例を紹介する。

10年以上の経験をもつ看護師Aさんは，重症かつ看取りの認知症患者を受け持っていた。Aさんは私との会話のなかで，「精神科でも，認知症でも，ACPは大事だと思う」と述べた。最近ではACP（Advance Care Planning）もよく聞く単語になったが，当時はまだ新しい概念であったため，「感性がいいなぁ」と感嘆したのを覚えている。このAさんは「変わっていると思われたくない」と考えており，カンファレンスではあたりさわりのない発言を好む反面，患者さんとは柔軟で建設的な会話をしているタイプだ。ここで当時看護師長の私がしたことは，発言の支持，看護研究の提案（役割の提供），ACPへのアクセスを提供（機会の提供）であった。看護研究という役割をもったことでAさんの発言は前面に出るようになり，なおかつACPを学んだことから発言にも存在感が増した。主任やチーム，さらに病棟全体へとACPの考えが広まった結果，Aさんの「精神科でもACPは大事」という発言が病棟の看護を変えるきっかけになったのだ。ご家族ともしっかりと意思決定をくり返し，ご本人や家族はもちろん，看護師も「やるだけやった」といえる最期を迎えることができたのは，当時の看護管理者としても胸を張れる。

コスモポリタンを受け入れ，話を聞くと，感性や看護観に目を見張る部分をもっていることがある。その部分を見つけ，発揮できるように少しだけ手助けできれば，非常にすばらしい看護を展開してくれる。看護管理者は「個」に対して，悩んだり抑え込んだりするのではなく，むしろそれぞれの「個」を発揮できるよう，必要なことが提供できると，集団の大きな力になる可能性が大きい。

こころの水槽

先までは集団としての「水槽」について述べてきたが，個々の人間にもこころに「水槽」があり，なかではたくさんの「個」が泳いでいる。コスモポリタンは個性的で，刺激的な存在だ。体あたりしてきたり，とげで刺してきたりするかもしれない。それでも私は，コスモポリタンがともに泳いでいる姿を望んでいるので，「個」を理解し，さらに自分の水槽を広く，大きくしていきたいと考えている。

〈引用・参考文献〉
1）新村出編：広辞苑 第七版．岩波書店，2018.
2）スティーブン・P・ロビンス，髙木晴夫訳：新版 組織行動のマネジメント—入門から実践へ．ダイヤモンド社，2009.

リスク認知にもとづく訪問看護スタッフの不安へのマネジメント
新型コロナウイルス感染症への対処を考える

田邉友也
たなべ ともや
特定非営利活動法人精神医療サポートセンター訪問看護ステーションいしずえ（大阪府泉佐野市）
代表理事／精神科認定看護師／精神看護専門看護師

はじめに

2019（令和元）年末より感染が報道され始めた新型コロナウイルス感染症（以下，COVID-19）は，当初，世界では多くの人が「自国には蔓延しないだろう」と楽観的にとらえていたように思う。ところが，想定外の速さで感染拡大したため，あらゆる事象に混乱を引き起こした。訪問看護も他人ごとではない。それまではステーション運営が順調にいったとしても，ひとたびこうした事態に陥ると，ステーションが閉鎖に追い込まれることは現実的にあり得る。

スタッフの不安に焦点をあてる

ステーション閉鎖という最悪の事態を回避するためには，日ごろから十分なリスクマネジメントを行っておく必要があるのだが，医療・看護分野においては，リスクマネジメントをよく理解して策を講じているとは言い難い現状がある。リスクマネジメントというと看護の世界でも聞き慣れた言葉だろうが，誤解してとらえている医療者は少なくない。たとえば，看護領域では，針刺し事故・誤薬事故・患者の取り違え事故など，臨床看護でのリスクマネジメントは誰もが知るところだろう。しかし，たとえば訪問看護をマネジメントするとき，訪問看護ス

テーション運営全般までをも俯瞰する必要があり，経営（学）・哲学・心理学を始めとしたあらゆる学問を可能なかぎり総動員し，大局観をもってリスクをマネジメントしなければならない。

ところが，一般的に実施されているリスクマネジメントの視点は，分野限定的に解釈されていることが少なくなく，科学そのものは専門主義において成り立つものではない[1]という前提に立てず，大局をみた方策が講じられていないのが現状である。COVID-19に対するリスクをマネジメントするとき，その対処方法（たとえば，他施設での感染症対策はどうしているか，など）ばかりが議論されがちで，"科学的根拠にもとづいて判断"したり，"心理学的分析"を踏まえて対策を練っている組織は決して多くないはずである。本稿テーマにそった"科学的根拠にもとづいた判断"とは，COVID-19の実態を可能なかぎり正しい統計で量を分析し，それに整合する文脈と方法で質的に対処することであり，"心理学的分析"とは，こうした有事の際の"ヒト"の「不安」をどう理解し，どう取り扱うか，ということである。

このようなことから本稿では，コロナ禍におけるステーション運営のリスクマネジメントから演繹される「スタッフのこころ」，とりわけ「不安」に焦点を絞って，学問の知見を（心理学

のなかでもリスク認知*¹の研究を）援用し，直接の看護に限定されない，筆者の取り組んだ現場の実際を紹介する。COVID-19という自然現象をとりまく訪問看護ステーション運営にまつわるリスク認知の考察は，平時では本論考も注目されないだろうが，このタイミングであるからこそいま論じる意味があると筆者は考えている。

前提としての二重過程理論

リスク認知にもとづいた効果的・効率的にステーション運営のためには，より精度の高いマネジメント力が求められる。そのためには，ステーション運営をマネジメントする者が，正しい情報を選り出す力，つまり，情報のリテラシーという言葉の意味を熟知しておかなければならない。リテラシーとは，一般に読み書きの能力や知識を指し，メディアによってもたらされる情報への適切な理解や解釈，活用を意味する「メディアリテラシー」という使われ方がなされる。本稿のテーマに寄せて情報リテラシーを言い換えれば，「多くある情報のなかから，いち早く新しい情報を手に入れ，かつそのなかからより適切な情報を選り出す，またそれらの作業を継続的に行うことができる力」といえるだろう。リスクをマネジメントする者にはそうした力，つまり，十分なリテラシーを身につける

*1　リスク認知の研究とは，人々が，科学技術や人間の諸活動，自然現象などによる事故や災害をどのように認識しているのか，あるいは，生命や健康，財産を失ってしまう可能性，すなわちリスクの程度や性質をどのように受けとめているのかを明らかにする，主に心理学者がかかわる研究分野である²⁾。

ことが求められる。

情報リテラシーの理解を踏まえ，リスクをマネジメントする者は「ヒトが安心を得るためにヒトにどのように情報を提供することが，安心につながるのか」を考えなくてはならない。つまり，ヒトを安心させるには，ヒトがどのように情報を理解するのかを理解する必要がある。リスクをマネジメントする者に求められることは，ヒトに「とりあえず安心させればよい」という無作為な安心の提供作業ではない。

解決的・本質的なリスク要因（本稿でいうなればスタッフの不安）をマネジメントするとき，「ヒトはどのように情報を得て理解するのか」という視点が演繹的に導かれる。そこで，心理学領域の視点から二重過程理論と呼ばれる考え方をおさえておきたい。

二重過程理論には，「人は，ある問題について『知識』か『動機づけ』が不十分であれば信頼できる人の言い分を受け入れると考える。したがって，信頼できる人とは，自分に不足する『知識』や『動機づけ』を補ってくれる人」²⁾であるという前提がある。この考えを次のモデルを援用して，リスクマネジメントのなかでの情報の活用を考えてみる。

二重過程理論のなかでも，「精緻化見込みモデル」というものがわかりやすい。以下での解説に当該理論を採用する。精緻化見込みモデルでは，個人がある事柄に関して，①その情報を詳細に処理するよう動機づけられているかどうか，②その情報を詳細に処理できる能力があるかどうか，によって情報処理のルートが異なると考える。①の動機づけも②情報処理能力も十分に備わっている場合は，「中心ルートによる（情報の）処理」が進められる。中心ルート

の処理では，相手の意見や情報の内容をしっかり吟味し，提示された論拠を熟考することでその人の意見が定まっていく。これらのことから，筆者自身は，COVID-19に関する情報を可能なかぎりタイムリーに更新し，スタッフにはCOVID-19の情報とそれに対する対処方法を具体的に提示することが，スタッフの安心に直結すると考えた。また，スタッフら自身も，筆者の以前の職場で筆者となんらかのかかわりがあったことから，筆者とともに訪問看護ステーションで働くことに対しては，（あくまでも）比較的，①動機づけが高く，②情報処理能力が（控えめにも）低いとはいえない土台があると考えられた。そのため，状況によっては，当ステーション（以下，いしずえ）のCOVID-19に関連するリスクマネジメントにおいても，ほとんどすべての事柄について十分な説明をすることで不安軽減の効果があることが見込まれた。逆に言えば，スタッフから見て筆者が信頼におけない者だったとしたら，こうした対応にウエイトをおくことは，効果的でなかった可能性は十分に考えられた。

　このような理屈から筆者は，COVID-19が日本でも蔓延しつつあった2月ごろ，訪問看護の質を担保するために，訪問看護の利用者に対しては当然のこととして，スタッフも安心できる環境の確保について最優先的に取り組むこととした。より正しい情報をもとにした具体策を講じ，ステーションをマネジメントしたうえで，可能なかぎりのCOVID-19の感染を制御し，スタッフを不安にさせない状況をつくりだすことをめざした。

　本稿は，二重過程理論を論拠にスタッフの不安に焦点をあて，後方視的にステーション運営

に関するCOVID-19に対する具体的対策を論じたものである。ここまで述べたことを踏まえると，この取り組みすべての事柄について，「情報リテラシーを強く意識し，最新の情報をもって（すべてのことに対して）科学的に判断する」という考え方に集約できる。

ウイルスの正しい知識を共有する

　「（難しいことは考えずに）十分に対策を練るに越したことはない」。ここまでの解説でそのような意見が聞こえてきそうだ。しかし，リスク認知の観点からいうと，「多くの犠牲を合理化して，あたかも何もなかったかのように思い込んで安心することも問題だが，一方で，小さなリスクを大げさに騒いで，過剰な不安を抱え込んでしまうことも，そして，それによって費用対効果の低いリスク政策に過剰な資源を投入することも深刻な問題である」[2]という考えが，無駄なく経済的な考え方であることは論をまたない。換言すると，「COVID-19の実態が不明な状況では適当に対処し，不安をごまかし，感染拡大のリスクにさらすことは有害であるが，いざCOVID-19の実態が明らかになってきても，（実態のわからない）恐ろしい疫病のように無作為に過剰に対処し，その対処方法を変更しようとしないのも，これまた有害である」ということである。当初COVID-19は，コロナウイルスの変異型であるという程度の情報しかなく，さまざまな憶測を呼び，どのような感染様式であるかさえ想像の域を越えなかった。2月ごろ，海外では想像以上の速さでCOVID-19が蔓延していた。いしずえでも，未知のウイルスであるという前提で感染予防策を練った。ウイルスの

性質を，一般常識より危険なものであると想定し，それに合わせて予防対応対策を十分なほどにとる。そして，現場の実際やウイルスの実態がある程度明らかになることをもって対応を緩和していく。これがリスクマネジメントの基本である。

3～4月の時点でCOVID-19の正体は未知の部分が多かったため，感染力は強いものと想定し，どのようにして訪問看護の運営を維持するか，訪問件数規模の縮小も視野に入れて検討していた。だが4月下旬以降，次第にCOVID-19の特徴や傾向がわかってきた。そのエビデンスとして，さまざまな情報が錯綜するなかで，説明にもっとも整合性のある京都大学レジリエンス実践ユニット[3]の公開している基本知識を採用することとした。その具体的基本知識は次のようなものである。

たとえば，ウイルスは種類や環境にもよるが，一般的には72時間ほど不活化されない（あくまでも参考値）といわれている。その説明だけを聞くと，ウイルスは72時間後（に一斉消滅する）まで，不活化されないのではないかと解釈されがちである。実際は，時間経過ごとに（約72時間をかけて少しずつ）減っていくというイメージが正しい。またウイルスは，ヒトの粘膜に付着してしまえばすぐさま感染すると思われがちであるが，ウイルスの数が10や100では，一般的なウイルスは感染しないことがわかっている。これらの知識から考えると，部屋中に消毒液を噴霧するということはまったく効率が悪いということがわかるし，逆に，みながよく触るところを意識して消毒し，手洗いや消毒をそこそこていねいに細かくやっておけば，ほとんど感染し得ないということがわかる。日本

中で発生したクラスターは，飲食業や風俗業など，人と人とが密閉・密接・密集となるような場所がその大半であったが，反対に考えてみれば，そうした環境になければほとんど感染することはなかったわけである。

徹底的な換気，目・鼻・口を触らない（触るとしても手洗いもしくは手指消毒の後），（長時間）密閉空間で過ごさない，この3つさえしっかり遵守していれば，感染し得ないこともわかってきた（ウイルスは，空気感染〈飛沫核感染〉・飛沫感染・接触感染，この3つの経路が基本となることは看護学校で習うレベルであることはいうまでもない）。さらに50歳以上で基礎疾患をもった者は，年齢の増加とともに死亡率があがるが，単純に比してはならないものの，本邦ではインフルエンザによって年間1万人ほどの死者を出していること，肺炎死亡者全体では，毎年10万人前後に及ぶこと，自動車事故死亡数は数十年昔よりは圧倒的に減少しているが，それでも毎年数千人が命を落としている。（どの事象においても死者が出ることは避けたいことであるが）こうした情報も常にスタッフと共有し，COVID-19を過剰に恐れるのではなく情報を正しく見て正しく恐れることを強調した。

この情報がウェブ上で公に明示されたことで，データをもってスタッフに安心感を与えることができた。京都大学レジリエンス実践ユニットが提供する情報は，これまでの知見で明らかになっていることと明らかになっていないことがはっきりと説明されており，単に8割の（接触機会の抑制）自粛を要請する説明よりもはるかに説得力があった。医学界のなかでも，大局をとらえた説明が十分になされていないな

か，より正しいと思われる知識を選り出し，その情報をスタッフと共有する筆者の立場は，スタッフを安心させるなによりも重要な役割だった（前述の「二重過程理論」を参照のこと）。

必要な医療物資の選定判断と確保

どのような医療物資（以下，物資）が不足するかを早期に（医療従事者は何をほしがるのか，医療従事者以外は何をほしがるのかを）想定し，物資の確保および節約方法を考案した。物資の確保については適宜スタッフに指示を出し，関係各所に連絡し，物資の供給が安定するまでは楽観的にとらえず，策を練りつづけた。また，それらの物資は，ウイルスの実態から考えて必要なものであるかどうかも勘案し，不要なものはなぜ不要なのかをスタッフに説明し，理解を得るよう配慮した。そうすることで，スタッフが過剰な不安を抱かないようにした。たとえば，次亜塩素酸水（次亜塩素酸ナトリウムではない）など，本稿執筆時点で明らかに消毒効果や感染予防効果が証明されていないものは採用しないこととした。また，そのことをスタッフと共有することとした。

ウイルスの特徴が明らかになるにつれ，防護服やゴーグル，あるいは自作フェイスシールドなどの使用場面は限定的で，訪問看護時にはほとんど不要であることをウイルスの特徴を踏まえてスタッフに説明した。このような穂人保護具（以下，PPE）着用など訪問看護場面では，基本知識を有しておれば着用する機会はほとんどなく，むしろ過剰対応だと考える。PPEに関して他施設ではどのようにしているのか，といった話し合いには，ほとんど合理性はなく，単に不安を解消するための議論であると考えた。このように，ウイルスに対する正しい知識をスタッフと共有し，その場しのぎの不安解消を目的とはしないようにした。こうしたその場しのぎの対処に関する不安の解消は，有事のいま起きている問題の解決には限定的であるという思考の視点も共有するようにした。

感染を理解した医療物資の具体的運用

筆者は，2009（平成21）年に流行した新型インフルエンザを教訓に，N95マスクを60枚確保していた。マスクの再利用についても，厚生労働省が提示[4]した方法や，CDCが提示[5]した方法なども参考にしたが，そうしたものが示される前からいしずえ独自にウイルスの基本知識を参考に，夏までN95マスクの在庫をもたせるよう，1枚あたり20日の再利用が衛生面やマスクの耐久性からの限界と考え，取り扱い方法の説明とあわせて全スタッフにマスクを配布した。訪問時に密接な環境下でなければ，PPEの着用はほとんど意味がない（COVID-19の実態が明らかになったあとは，訪問時におけるN95マスクの着用は原則として義務としないこととした）のだが，物資に余裕をもたせることによって多少なりともスタッフの不安感は軽減したはずである。手指消毒も，エタノール消毒液を10リットル確保していたが，4月中旬時点で，プラスチック手袋とスプレーボトルを大量購入し，次亜塩素酸ナトリウム液も購入して，できるだけエタノールが減らないよう年単位の長期戦を視野に入れる策を練った。

利用者の安心がスタッフの安心に つながる

十分な政府補償が提示されていなかった（3月ごろの）状況では，訪問看護時にスタッフ自身が感染してしまったときにどうすればいいのか，不安になっていたはずである。加えて，訪問看護利用者の不安が，訪問看護スタッフに波及することも想定した。この2つの不安に筆者は次のように介入した。

事務所内での事務作業や複数名で訪問する際には，濃厚接触の定義にあてはまらないようにする具体的対応方法をスタッフに伝えた（また一方で，スタッフ同士が積極的に接触することは避けつつも，過剰に距離をおく必要がないことも強調した）。濃厚接触の定義は随時更新されることを想定して，随時の情報収集は欠かさなかった。濃厚接触の定義の質的なものはさておき，ステーション運営に大きく影響することは間違いないため軽視できなかった。濃厚接触の定義を把握して，その定義に該当しない労働環境をスタッフに提供することは，強制的に自宅待機を命じられ，補償などの不安を抱かせないための欠かすことのできない情報管理の重要な視点である。当時，もしスタッフが感染した場合，運営は立ち行かなくなることは容易に想像できた。訪問看護ステーションを小規模で運営している方にはよくわかる話だろう。そのため，スタッフが感染しないための，正しい知識の共有だけではなく，感染したとしても，身体的にも金銭的にも大丈夫であるという事実や状況を伝えることに重きをおいた。実際の対処例の具体として，いしずえの事務所は，サテライトを含めて2か所あり，本店の事務所には部屋もいくつかある。もしスタッフが感染しても，そこで寝泊まりし，体調が落ちつけば，（感染リスクが残存しているのであれば）回復期に事務作業をしてもらうといった内容をスタッフらと共有した。実際にCOVID-19の実態が明らかになり，政府の対応が具体化されるようになるにつれ，こうした対応の必要がないことはわかってきたが，それまで筆者は，スタッフが抱くであろう不安を看護現場の状況に応じて想像し，その不安に合わせた対応策を是々非々で可及的速やかに練っていった。平行して，COVID-19についての，その時点で明らかになっているもっとも正しいと思われる知識をもって，そのつど情報を更新し，スタッフ全員と共有するようにした。SNSを通じての情報共有だけではなく，ネット環境を通じたテレビ電話などを活用した情報の共有など，あらゆるツールを活用した。

COVID-19は，当初，感染力が強いウイルスであると想定していたことから，この事態をステーションとしてどのように考えているのかの方針を紙面に起こし，利用者に配布した。2月下旬には第1報を配布したが，ウイルスの実態に合わせてつど内容を改訂し，そのたびに配布した。訪問看護利用者の不安がスタッフへ波及することも懸念していたが，こうして迅速に対応することで，多くの利用者が過剰にウイルスに恐れることなく，訪問看護師の不安も最小限に抑えられ，自信をもって看護することができたのではないかと思う。盲目的にウイルスを恐れてスタッフの行動を抑制させるのではなく，半自粛[6]を裏づける正しい知識にもとづいた資料を提供することで，知識的にも行動的にも安心感を与えるようにした。この知識をもって，

今後のウイルスとのつきあい方，考えられる仮説，感染状況や今後のステーション運営の見とおしなど，すべてを共有するようにした。

　以上，心理学とりわけリスク認知に焦点を絞って，ステーション運営に関するリスクマネジメントの基本を論じた。スタッフに対策の面から安心感を与えるための，感染様式の理解を踏まえたリスクマネジメントとは，本来こういうものではなかろうか。

〈引用・参考文献〉

1）オルテガ・イ・ガセット，神吉敬三訳：大衆の反逆．ちくま学芸文庫，p.156, 1995.
2）中谷内一也：安全。でも、安心できない… 信頼をめぐる心理学．筑摩書房，2008.
3）京都大学大学院工学研究科都市社会工学専攻交通マネジメン講座：http://trans.kuciv.kyoto-u.ac.jp/resilience/event.html（2020年6月29日最終閲覧）
4）厚生労働省厚生労働省新型コロナウイルス感染症対策推進本部：N95マスクの例外的取扱いについて．https://www.mhlw.go.jp/content/000621007.pdf（2020年7月18日最終閲覧）
5）Centers for Disease Control and Prevention（米国CDC）：Decontamination and Reuse of Filtering Facepiece Respirators. https://www.cdc.gov/coronavirus/2019-ncov/hcp/ppe-strategy/decontamination-reuse-respirators.html（2020年7月18日最終閲覧）
6）藤井聡：［提案］国民被害の最小化を企図したコロナ禍対策．表現者クライテリオン，啓文社書房，p.6, 2020.

みなさんからの研究論文や実践レポートを募集しています

●精神科看護に関する研究, 報告, 資料, 総説などを募集します!

*原稿の採否

　(1) 投稿原稿の採否および種類は査読を経て査読委員会が決定する。

　(2) 投稿原稿は原則として返却しない。

*原稿執筆の要領

　(1) 投稿原稿に表紙をつけ, 題名, 執筆者, 所属機関, 住所, 電話等を明記すること。

　(2) 原稿はA4判の用紙に, 横書きで執筆する。字数は図表を含み8000字以内とする。

　(3) 原稿は新かな, 算用数字を用いる。

　(4) 図, 表, および写真は図1, 表1などの番号とタイトルをつけ, できる限り簡略化する。

　(5) 文献掲載の様式。

　　①文献のうち引用文献は本文の引用箇所の肩に, 1), 2), 3) などと番号で示し, 本文原稿の最後に一括して
　　　引用番号順に掲載する。

　　②記載方法は下記の例示のごとくとする。

　　　i) 雑誌の場合　著者名:表題名, 雑誌名, 巻(号), ページ, 西暦年次.

　　　ii) 単行本の場合　編著者名:書名(版), ページ, 発行所, 西暦年次.

　　　iii) 翻訳本の場合　原著者名(訳者名):書名, ページ, 発行所, 西暦年次.

　(6) 引用転載について。

　　他の文献より図表を引用される場合は, あらかじめ著作者の了解を得てください。

　　またその際, 出典を図表に明記してください。

●実践レポートや報告もどんどんお寄せください!

　職場での実践報告や看護の工夫などをお寄せください。テーマは問いません。研究目的, 方法, 結果, 考察など研究論文の書式にとらわれなくても結構です。ただし, 実践の看護のなかでの報告・工夫に限ります。8000字以内でまとめてください(図表・写真含む)。原稿の採否については編集委員会で検討します。

●読者のみなさんとともにつくる雑誌をめざしています。

　「クローズアップの取材に来てほしい!」「こんな特集をしてほしい」「この記事は面白かった, 役に立った」など, 思い立ったことやご意見などもお気軽にお寄せください。お待ちしております。採用の際は原稿のデータをフロッピーなどの媒体で送っていただきます。

送付先　㈱精神看護出版

●TEL.03-5715-3545　●FAX.03-5715-3546

●〒140-0001 東京都品川区北品川1-13-10ストークビル北品川5F

●U R L　www.seishinkango.co.jp/

●E-mail　info@seishinkango.co.jp

「私」の部屋

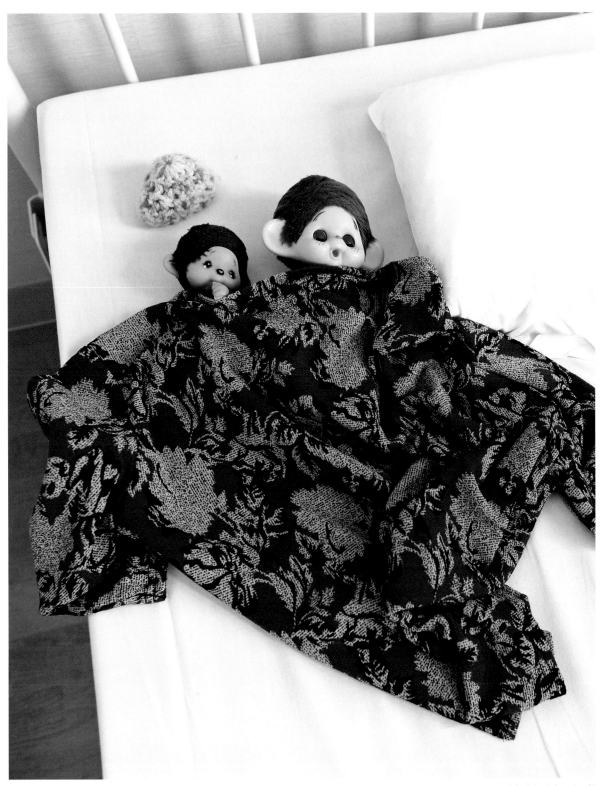

東京の，ある単科精神科病院。いまでは建て替えられて近代的なつくりの病院となっているが，取材当時は，狭くほの暗い廊下，畳敷きの大部屋，禁煙どころか分煙もアヤシいといった，「あの時代」の名残りをとどめた病院であった。ぼろんぼろんと聞こえてくるのは，4人部屋の，中庭に面した，カーテンの奥から。「お話，聞かせてくれませんかぁ」と呼びかけると，一度ぼろんと鳴ってから，「はぁいよぉ」という返事。カーテンを開けると，雑誌や新聞，CD，カセットテープの山に囲まれた，高齢の患者さんがいた。フレットの剥がれた古いギターを抱えている。

　「カーテン」と指さされ「あ，すみません」と後ろ手にカーテンを引けば，その人の"部屋"が現れた。もちろんその人の"病室"なのだから，「その人の"部屋"が現れた」というのもおかしな表現だ。しかし，空間が"外"と区切られると，その部屋にあるモノ1つ1つが，その人の分身でもあるかのように，一斉に存在感を示し出したように感じられたのだ。

　どんな会話をしたかあまり覚えていない。覚えているのは，ぼろんぼろんと弦を弾くたびにじっとこちらの顔を見てくるので，こちらはうんうんとうなずく，するとまたぼろんぼろんとギターを鳴らす，うんうんとうなずく，たまにうっすら笑い合う，というのをけっこう長い時間くり返したこと。だんだんと，自分がいまいる場所がどこだかわからなくなってきたのだが，隣室の患者からの（看護師だったかもしれない）「もう終わり」という言葉を合図に，その交歓はふいに切断され，見当識が戻ってきた。ここは病院だった。

　残存する病いそのものであったり，受け入れ先の問題であったり，本人の意思であったり，さまざまな要因が絡んで，入院期間は長期になっていく。その時間が長ければ長いほど，本人にとってもその人をケアする人にとっても，「私」というものは知らず知らずのうちに摩耗していくものなのかもしれない。そこに存在しながら，どこかその存在感は薄れていく。埋もれていく。「社会復帰への意欲の欠如」であったり「退院への諦め」であったりという言葉は，そうした薄れゆく存在感の別名ともいえるのではないか。

　だからこそ，自室を自分のたいせつなモノ／分身で飾りたてるという行為が，存在感が薄れていってしまうことへの，1つの抵抗のように思えてしまう。古いギターを黙って弾いていたあの人と，その部屋から受けた強い印象はまさにそれであったし，その存在の重みをしっかりと受けとった思いがしたのだ（編集部）。

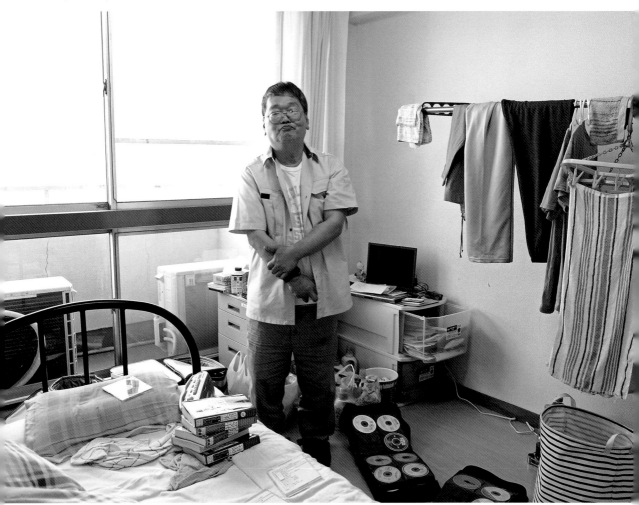

⬆　撮影場所：医療法人社団秦和会秦野病院／はたのホーム（神奈川県秦野市）

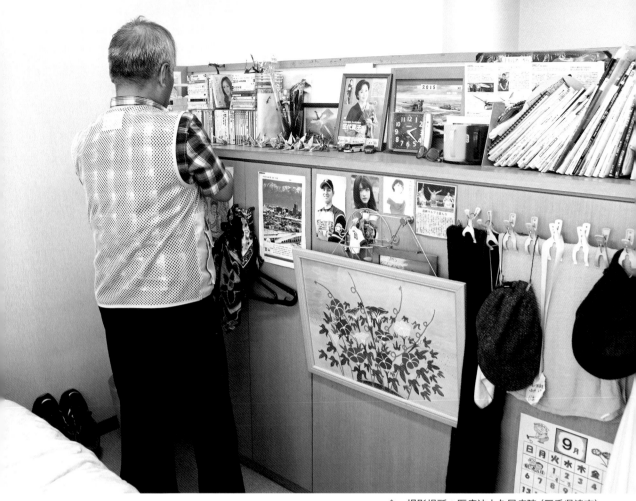

↑ 撮影場所：医療法人久居病院（三重県津市）

↑ 撮影場所：特定医療法人共生会みどりの風南知多病院
　　　　　　（愛知県知多郡）旧病棟

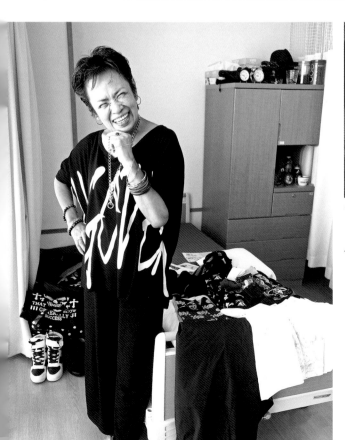

← 撮影場所：医療法人社団東峰会
　　　　　　関西青少年サナトリューム（兵庫県神戸市）

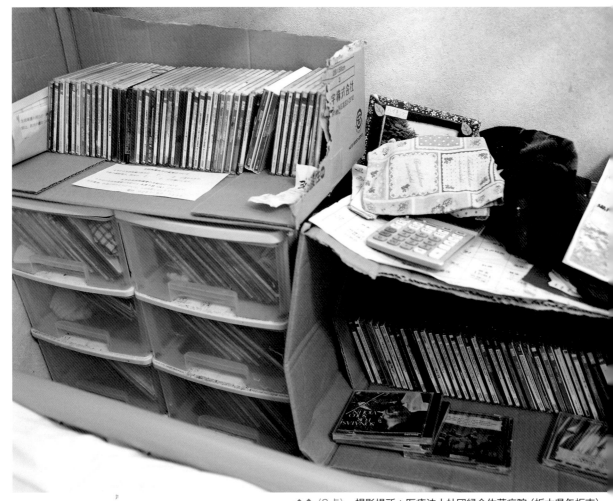

◤◆〈2点〉　撮影場所：医療法人社団緑会佐藤病院（栃木県矢板市）

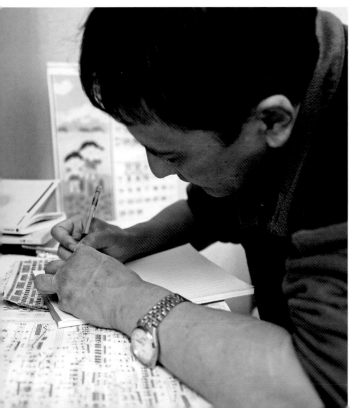

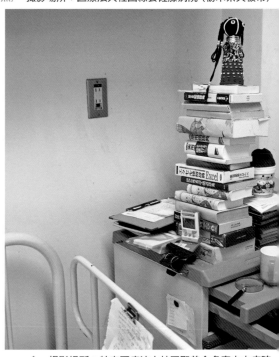

◆　撮影場所：特定医療法人社団聖美会多摩中央病院
（東京都多摩市）

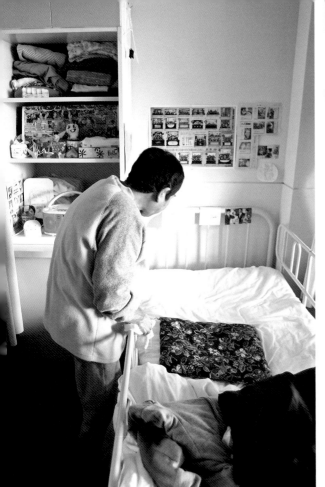

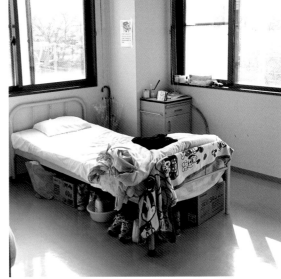

撮影場所：医療法人友愛会千曲荘病院（長野県上田市）

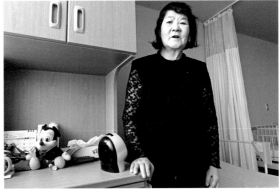

撮影場所：公益財団法人星総合病院星ヶ丘病院（福島県郡山市）

撮影場所：医療法人風のすずらん会江別すずらん病院（北海道江別市）

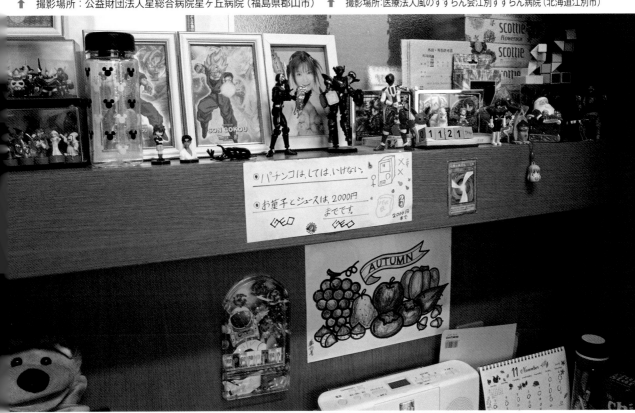

撮影場所：医療法人愛恵会佐世保愛恵病院（長崎県佐世保市）

精神科看護
THE JAPANESE JOURNAL OF PSYCHIATRIC NURSING

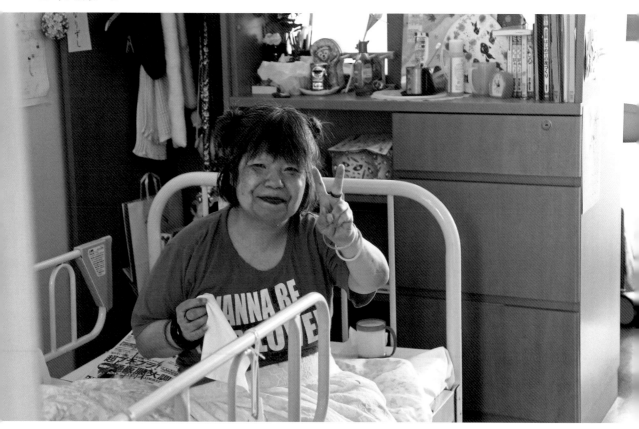

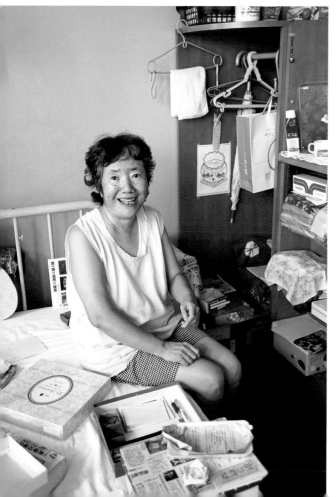

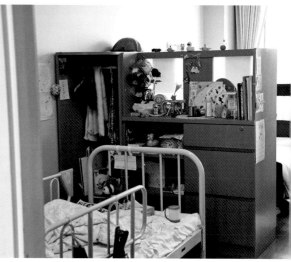

←↑〈3点〉 撮影場所：特定医療法人共和会共和病院
（愛知県大府市）旧病棟

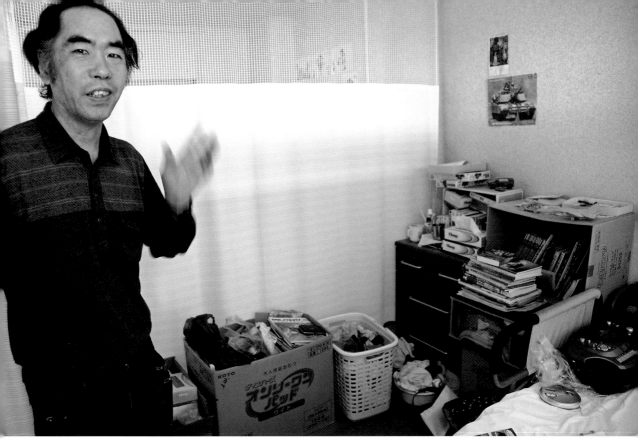

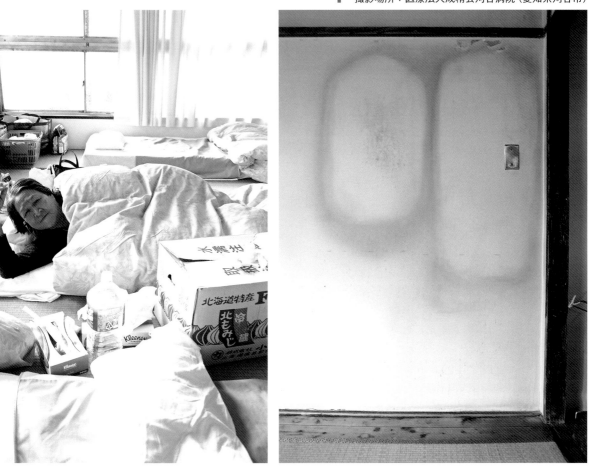

close up
クローズアップ

隠れ家のような
場所としての病室

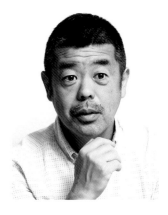

カメラマン・映画監督
大西暢夫 さん

精神科病棟での暮らしは，一般の人たちからは見えにくい。保護室，閉鎖病棟，開放病棟など，患者さんの病状によって，隔離の度合いが変わってくる。長期入院する人たちは，隔離されたなかでも自分の世界をつくりだし，病室を暮らしの場としている。

趣のある古い病棟では，患者さんたちの行動がわかりやすいように，まっすぐ伸びた廊下の左右に病室が並ぶ。管理しやすいということもあるが，何かあったとき，看護師がすぐに異変に気づくなど，医療的配慮や患者さんへの思いは年代とともに変化しつつある。医療や福祉の考え方はその時代で議論され，次の病棟の建て替えのときには，どのような空間がいいのか，建築家と医療側と話し合いが続けられ，新病棟に反映されていく。未来の医療を見すえて考えていくことだから，そこにかかわるチームは大変なことだ。

旧病棟から新病棟への引っ越しという大イベントを取材させてもらったことがある。仕切りもない畳の大広間だった病室から，4人部屋，2人部屋など，いまの時代の部屋に変わるだけで患者さんたちは戸惑う。きれいで白く明るい部屋は気持ちも高揚するが，しばらく落ちつかないという患者さんがたくさんいた。個室みたいな4人部屋で，1人にひと窓ある構造だったり，死角がある間取りがいままでにない環境のため，喜びを隠しきれない人も多かった。

ナースステーションから見とおしの悪い廊下。看護師がわざわざ出向かなくてはならない構造は，患者さんとの会話を増やすという。目視だけではなく，会話を重視した医療体制ということでもあろう。

病室は，患者さんにとって隠れ家のような場所だ。そこに個性がむき出しになっている部屋も多い。毎日のように掃除しなくてはならない部屋だったり，鉛筆の並びのズレがわずか数ミリでも許されない患者さんだったり，愛読書の順番にこだわりをもっていたり，新聞の折り目がそろっていないといけない人もいる。几帳面というだけでは収まりきらない個性が充満し，その人を物語っていた。

しかし残念ながら，旧病棟が新病棟に建て替わってから，その個性というものが，やや薄れつつあるような気がした。それは長期入院が短期になってきたこともあろうが，「病院に住む」というイメージが変わってきたのではないかとも思う。精神科特有の部屋の特徴は，これから先，質素になってくる可能性がある。それは，僕にとっては，ややさびしいことでもあるが，本来ならそうあるべきとも思える。シャッターを切りながら，整然とした無機質な部屋に物足りなさを感じ始めてきたのが正直な気持ちだ。

雑誌『精神科看護』広告媒体資料

雑誌『精神科看護』は発行より40年を迎え，精神保健医療福祉分野で仕事をする看護者に向けた専門誌として広く購読されています。精神保健医療福祉の動向にもとづいた特集，調査報告・研究，精神科看護技術に関する連載，最新の精神医学の解説，関連図書の紹介・書評などを掲載しております。

発行：月間（毎月20日発行／本体価格1,000円）／**発行部数**：5,000部
主購読者：精神科病院（総合病院の中の精神神経科含む）・保健福祉施設に勤務する看護者，看護師等養成機関で働く教員（看護者），コメディカル等にご購読いただいております。
判型：B5判／**頁数**：80〜96ページ／**表紙**：4色／**本文**：2色

『精神科看護』広告掲載に関して

雑誌『精神科看護』では随時，広告の募集を行っております。なお，掲載希望号がある場合はお申し込みの際に担当者にお伝えください。

※お申し込み方法
お電話（03-5715-3545）にてお申し込みください。
＊掲載号によってはご希望のサイズに沿えない場合がございます。

※広告お申し込み締め切り
発行日の50日前（前々月末日）必着

※広告原稿締め切り
発行日の30日前（前月20日）必着

※入稿に関して
広告原稿はCD-ROMなどを下記の送付先に送付いただくか，メールで送信して下さい。

※ご請求に関して
雑誌刊行後，広告掲載誌とともに請求書を送付いたします。

求人広告料金 [掲載場所：表3対向ページ（最終ページ）／色数：2色]

サイズ	囲み枠（天地mm×左右mm）	本文スペース（天地mm×左右mm）	広告料（税別）
1頁	237×151	227×149.5	60,000円
2/3頁	155×151	145×149.5	50,000円
1/3頁	74×151	64×149.5	20,000円
1/6頁	74×74	58×72	15,000円

広告料金

掲載場所	サイズ	色数	寸法（天地mm×左右mm）	広告料（税別）
表4	1頁	4色	190×155	160,000円
表3	1頁	4色	226×155	110,000円
表3	1頁	1色	226×155	60,000円
表2	1頁	4色	226×155	120,000円
表2	1頁	1色	226×155	70,000円
記事中	1頁	2色	220×146	50,000円
記事中	1/2頁	2色	102×146	25,000円
記事中	1/4頁	2色	102×68	20,000円
綴込広告	1枚	設定なし	製品広告	160,000円
綴込広告	1枚	設定なし	記事体広告	180,000円

送付先　精神看護出版　○〒140-0001　東京都品川区北品川1-13-10　ストークビル北品川5F
○TEL.03-5715-3545　○FAX.03-5715-3546　○E-MAIL.info@seishinkango.co.jp

どん底からのリカバリー
WRAP®を使って。

第11回 「リカバリー」でのWRAP®の役割って？

アドバンスレベルWRAP®ファシリテーター
増川ねてる ますかわ ねてる

「コロナショック」……この数か月，僕が体験していた「危機」は，「WRAP」が効かないことでやって来た危機でした。言い方を変えると，「WRAPを使いはすれども，リカバリーが進まない」という状態，状況。いまから振り返ると，ことはさらに進んでいて，リカバリーできず，状態，状況がスタックしているのは，皮肉にも「WRAP」を使っていることが原因だったのだと思っています。

そして，今回はいったんWRAPを使うことを脇におき，「そもそもリカバリーってなんだろう？」に取り組んだことで（第8〜10回までの「どん底からのリカバリー」参照），そこからリカバリーが始まっていったように思います。

とても貴重な体験でした。この体験がホットなうちに，忘れないうちに，書いて残しておきたいと思います。忘れないうちに書いて，皆さんと共有しておきたい。これが，今回僕がこのテーマを書く理由です。

今回のテーマは，リカバリーにおいてWRAPが果たす役割について，としたいと思います。WRAPの可能性と限界，つまりWRAPの「形」。「WRAPがリカバリーの足を引っ張っていたというクライシス」から，抜け出しかかっているいま，まだ柔らかいうちにこれを書いていこうと思います。

あらためて，「WRAP」ってなに？

さて，あらためて「WRAP」ってなんなのだろうか？　コープランドセンターから，2014年にリリースされた「THE WAY WRAP® WORKS！」[1]から，いくつか引用してみると……。

The Wellness Recovery Action Plan（WRAP®）is <u>a personalized wellness and recovery system</u> born out of and rooted in the principle of self-determination.

（WRAP®は，<u>その人用にカスタマイズされたウェルネスとリカバリーの仕組み〈システム〉</u>です。「自己決定」の原則から生まれ，「自己決定」の原則に根ざしています。／筆者訳・下線）

WRAP® as a personalized system for wellness and recovery.

（ウェルネスとリカバリーのためのその人用にカスタマイズされた仕組み〈システム〉とし

てのWRAP ／筆者訳・下線）

WRAP® participants create <u>a personalized recovery system</u> of wellness tools and action plans to achieve a selfdirected wellness vision despite life's daily challenges.

（WRAP®の参加者は、「ウェルネスツール〈元気に役立つ道具〉」と「アクションプラン〈行動計画〉」を材料として、<u>自分用にカスタマイズされた「リカバリーシステム」</u>を作成します。そして、日常的に課題があるにもかかわらず、自己監督する「ウェルネスビジョン」の達成に向かいます。／筆者訳・下線）

Participants in these workshops will learn how to develop their WRAP® as <u>a personalized system</u> to achieve their own wellness goals.

（このワークショップの参加者は、自分のWRAP®のつくり方を学びます。「WRAP®」は、自分自身の「ウェルネスの目標〈wellness goals〉」を達成するための「<u>自分用に作られた仕組み〈personalized system〉</u>」です。／筆者訳・下線）

ポイントは、「a personalized system」というように、WRAPの説明として、「personalized」が枕詞のようにつけられていることだと思います。そして「personalized」ですが、これは「自分専用（その人専用に）にカスタマイズされた」という意味だと思います。たとえば、AmazonやNETFLIXのサイト上でも、「Personalization」という言葉（概念）が出てきて、いろいろなものを「自分専用に組み換えられていく」という体験を僕たちはもつことができますが、それと

同じようにWRAPもまた、「Personalization」という概念をもっていて、WRAPによってたくさんの「元気に役立つ道具」や「アクションプラン」そして、「リカバリーのキーコンセプト」が自分のものになっていく……。そんな体験を僕たちはもつことができるのだと思います。

そして、大切なことは、WRAPは自分の道具や考え方を「使いこなす」ための仕組みであるということ。それは、逆から言えば、「ないものをあるにする仕組み」、あるいは「ないところに何かをつけ加える仕組み」ではないということ。つまり、WRAPは、もっていないものをもっていることにするのではなく、もっているものを最大限活用するための仕組みだということ。「WRAP」は、一瞬にして自分を違う人に変えるように働くものではなく、時間がかかることはあるかもしれませんが、自分で自分を使いこなす「自分」にしていく……というように働きます。それは自分の趣味に引きつけてたとえるならば、ウルトラマン。ハヤタ隊員が命をなくした後にウルトラマンと同化して生き返り、ウルトラマンになったという実写版の物語ではなく、早田進次郎が「ULTRAMAN SUIT」を身につけて、生きている生身の人間としてウルトラマンになるという漫画版の物語に近いと思います。「WRAPを使う」ということは、いったんゼロになってしまった人生、自分を、「よその星から来たスーパーパワー」によって、一瞬にして「これまでとは違った人」として再生するということではありません。もてあましていたこれまでの自分を、そのときにあるテクノロジーで「補助・強化」することによって、自分の手のなかに収めて「使えるように」していくということです。もって生まれたものがなん

であるにせよ，もって生まれたもの，自分が手にしているものを，自分で使いこなして生きていくということです。

WRAPは，この「自分がもっているもの」をパワフルに「Personalized」していくのだと思います。

なぜ，「WRAP」が使えなかったのか？

振り返ってみると，「自分がもっているもの」をパワフルに「Personalized」していくというWRAPの特徴が，僕を苦しめることになっていた……リカバリーから自分を遠くしていたというのが見えてきます。身につけていた「パワードスーツ」への過信といいますか，その「パワードスーツ」の力ゆえ，その影響下から出られなくなっていたのだと思うのです。自分を補助・強化してくれていたシステムが，逆に「自分の限界」となってしまっていたのです。いろいろやってみるものの，僕は，「自分のWRAP」のまわりをグルグルと回るだけの物語にはまり込んでいました。

それは，「WRAP」がそれだけ強烈に，自分の道具や考えを，「Personalized」する力をもっているという証しだとも思うのですが，だからこそ，「WRAP」を使うときの注意事項としてこのことは，頭の片隅に入れておこうと思います。そう考えると，「『WRAP』ってなんだか宗教っぽいね」と言われることの意味がわかるような気がします。そう話す方は，WRAPのもつ「没頭感」のようなものを言っているのだろうな，といまの僕は思います。

また，WRAPを使い始めたころ，僕自身に起きた「高揚感」も，WRAPのもつ強烈な「Personalized」する力から来ていたと思います。そして，WRAPを10年以上使ってきたいま，「高揚感」は姿をひそめていましたが，「道具箱」や「アクションプラン」が強烈に「Personalize」されているのに，そこに組み込まれていない「道具」や「アクションプラン」が見えなくなっていったという「盲点」には無自覚でした。また，「WRAP」を動かす「リカバリーのキーコンセプト」にしても，「クセ」のついた（「Personalize」された）経路によってしか使えなくなっていた僕がそこにはいました（これは，AmazonやNETFLIXのサイトを「Personalize」したとき，自分の興味の埒外のものに触れにくくなるということに似ています。AmazonやNETFLIXでは，その危うさに自覚的になれると思うのですが，自分の「WRAP」については灯台下暗し，まさに盲点になっていたんだと思います）。

「WRAP」を使うことは，自分を使いこなすこと。なので，「WRAP」を使っている限り，それは「十全に自分を使っていること」になる……と思っていて，それが僕のリカバリーをスタックさせていました。

WRAPが使えなくなり，いったん外してみて，生身の自分になって，「リカバリー」を探して行ったときにそれが見えていきました。「WRAP」をいったん脇におくというのは，とても心細く，寒い感じなりましたが，いまから思えば必要なプロセスだったと思います。

「リカバリー」というのは？

WRAPという「ULTRAMAN SUIT」。それを外して，見つけたもの。リカバリーを学んだものが，僕にとっては「SAMHSA's Working

Definition of Recovery」[2]でした。その物語は，前回までに書いていたので，ここではそれから実際にやっていることを書いてみようと思います。

　具体的には，以下の表を机の前に置いています。そして，この「10のこと」をイメージトレーニングするようにしています（表1）。それは，以前「WRAP」に出会って，「リカバリーのキーコンセプト」を知って，「これがリカバリーのためのツボ」であるならば，自分のなかのそのツボを自覚できるようになろう，そしていつでもそのツボを押せるようになろうと思ってトレーニングし始めたときに似ています。

　トレーニングをしていくなかで次第に明確になっていったのは，WRAPの「キーコンセプト」が《自分のなかにある》ツボであるのに対して，この「プリンシプル（原則）」は，《リカバリーのプロセスに存在する》歯車のように思います。自分の内面だけではなく，外部にも働きかけます。より正確には，内部と外部に働きかけるというのではなく，内外の区別がない「システム全体」に働きかけます。そして，使用する者としての実感としては，内と外をつないでくれるという感覚があります。

　つまり，《リカバリーのプロセスに存在する歯車》として働く実感があります。「自分も含んだ」状況・状態（つまりシステム）が全体としてグインと自分のいきたい方向に「持ち上がっていく」感じです。

「リカバリー」における「WRAP」の役割

　「WRAP」を外すことで，この《リカバリー》に出会うことができ，リカバリーへの道が開け

表1　リカバリーの指導原理[2]（筆者訳）

10 GUIDING PRINCIPLES OF RECOVERY リカバリーを助ける10の原則
①Hope：希望
②Person-Driven：人間主導・人駆動
③Many Pathways：いくつもの道がある
④Holistic：全体論的（一部だけをみるのではない）
⑤Peer Support：ピアサポート
⑥Relational：関係づけられている
⑦Culture：文化
⑧Addresses Trauma：トラウマ対処
⑨Strengths／Responsibility：能力・強み／応答する力
⑩Respect：尊重・重要に思う（バカにしない，ナメてかからない）

た。数か月前，僕の「WRAP」は境界線をつくり，そのWRAPによってつくられた「境界線」が僕のリカバリーの妨げになっていた，としたならば，さて，「WRAP」は役に立っていなかったのか……？　それを検証してみるために，「あのとき，もしWRAPがなかったらどうだったのか？」と想像してみます。

　あのとき，もしWRAPを知らないでいたら。WRAPをもっていなかったとしたならば……。

　僕は，そもそもこの「指導原理」を「自分のものとして」使うことができなかったと思います。そもそもが，「自分のものにしたい」と思うことがなかったと思います。知識として知ろうと思うことはあったかもしれません。そして，知識として知ることとはできたとも思います。でもその場合，手にするのはただの知識にすぎなかったと思います。また，「自分で翻訳してみよう」とは思わずに，「Google翻訳」や，「DeepL翻訳」にかけて，その意味をとったらそれでOKとしていたと思います。

　でも，そうでなかったのは，「自分のものとして」「使いたい」と思って資料にあたったの

は，「WRAP」があったからでした。「WRAP」は，

WRAP® participants create a personalized recovery system of wellness tools and action plans[1].
　（WRAP®の参加者は，「元気に役立つ道具」と「アクションプラン」を材料として，自分用にカスタマイズされたリカバリーのシステム〈仕組み〉をつくります。／筆者訳）

　言い方を替えると，WRAPは，「道具」を「自分のものとして」「使えるように」してくれる仕組み。WRAPで僕は，「リカバリーの指導原理」を自分に実装したいという気持ちになっていたのだと思います。

Q11
「リカバリー」における「WRAP」の役割って何？

　端的に言って，「リカバリー」という一般名詞を，「Personalize」＝自分用にカスタマイズするのが「WRAP」の役割だと思います。「WRAP」があること，「道具」や「アクションプラン」や，「リカバリーのキーコンセプト」が，「自分のものとして」「使えるもの」となります。
　この数か月，僕がWRAPでリカバリーできないでいたのは，僕がWRAPについて未熟だったから。WRAPで「Personalize」された道具やアクションプラン，キーコンセプトが強烈

で，新しい道具への感度が落ちていました。容易に使えるようになっているので，新しいものよりも手になじんだ方をつい使ってしまうというか。なので，いったん（これまでの）WRAPを外し，何ももたない「生身」の僕になる必要がありました。いまは，自分の意思でWRAPは外すことができることがわかったし，WRAPを見につけたままでも，新しい「道具」，新しい「アクションプラン」に意識を開いて，それを使うためのトレーニングができるようになれたらいいなって思っています。
　そして，「WRAPがあるにしても，ないにしても」「リカバリーを知っているにしても，知っていないにしても」，そもそもの「私として」，こころが願う想いをもって，この人生を……思いっきり（精一杯に）生きていきたいと思います。

2020年7月28日
少しずつリカバリーしている夜
増川ねてる

〈引用・参考文献〉

1）Copeland Center for Wellness & Recovery：THE WAY WRAP® WORKS！. https://copelandcenter.com/resources/way-wrap-works（2020年7月28日最終閲覧）
2）SAMHSA：SAMHSA's Working Definition of Recovery. https://store.samhsa.gov/sites/default/files/d7/priv/pep12-recdef.pdf（2020年7月28日最終閲覧）

メンタル・ステータス・イグザミネーション

患者の症候をとらえる視点

07 **心理的反応④　認知と認知の歪み**

武藤教志　むとう たかし
宝塚市立病院（兵庫県宝塚市）精神看護専門看護師

認知症法ブーム

いまから15年くらい前でしょうか。認知療法や認知行動療法のブームが起き，さまざまな書籍が出版され，看護師向けのセミナーも数多く開催され，多くの看護師がこの介入技法を習得して実践し，患者に大きな恩恵をもたらしました。15年前といえば，僕はちょうど大学院を修了したころで，実践できる介入技法を身につけようと，京都府立医科大学で当時開催されていた認知行動療法の勉強会に幾度も参加し，幸運にも井上和臣先生をはじめとする臨床心理学の先生方のスーパーバイズを受けられ，きっちり型を身につけることができました。

認知・認知・認知

精神科で「認知」と聞けば，さまざまなものが思い浮かびます。「認知症」「認知機能障害」「認知の歪み」「認知行動療法」「メタ認知」「認知の発達段階」などです。MSEの精神機能の1つにも「認知」がありましたよね。同じ「認知」という用語でも，その意味はさまざま（表1）。今回扱うのは心理的反応の「認知」「物事の受けとり方・見方・とらえ方」です。

心理学での認知

認知は，認知心理学の用語です。認知心理学では，個人の感情と行動は，その個人が世界をどのように構成しているか（主観的にどのようなものだと見ているか）によって大きく決まるという原理を前提にしています。たとえば，上司に叱られた人を想像します。この世界は世知がらいものだとしている人は，上司の叱るという行為を「上司は私を嫌っている」と否定的に受けとりやすく，上司に対する怒りや嫌われている自分の無能力感により，仕事にもやる気をもてないでしょう。反対に，この世界はまだまだ捨てたものじゃないとしている人は，「上司は私に期待してくれている」と肯定的に受けとりやすく，上司に対する感謝の気持ちや期待されている自分の自尊心の高まりを感じ，これまで以上に仕事にやる気がもてるでしょう。

世界をどのようにみているかを前提に，物事をどのように受けとるかによって，それに対する反応としての感情や行動が左右されます（図1）。図1にあるようなこと（他者から小言を言われる）は誰でも経験することですが，そこで湧き起こった感情やその結果としてとった行動が社会生活に支障をきたすほどである場合，そ

表1 「認知」の意味

精神機能の「認知」	脳が行う情報処理のこと。「認知機能」と呼ぶことが多い，医学系の用語。認知症や統合失調症などでみられる認知機能障害は「情報処理障害」で，いわば，スマホがバグってしまう（動作不良や想定外の動作が起こる）ようなこと。認知機能低下は「情報処理低下」で，情報の取り扱い量や処理速度，正確性が低下するようなこと。認知症や統合失調症で「認知がね……」と言えば，こちらの意味をさすでしょう。
心理的反応の「認知」	物事の受けとり方・見方・とらえ方，出来事の解釈の仕方，その人が抱いている信念体系のこと。心理学系の用語。認知療法や認知行動療法で治療対象となる「認知の歪み」（「認知の誤り」や「非機能的認知」ともいう）には，いくつかのパターンがあり，「全か無か思考」「選択的抽出」「過度の一般化」などがあります。うつ病や不安障害などで「認知がね……」と言えば，こちらの意味をさすでしょう。
メタ認知	自分自身の認知を自覚して，情報処理活動を監視・制御すること。"自分がしている認知，自分がしている思考や行動などをより高い次元から認知し，自分自身の状態を判断したり，自分自身の考えの矛盾に気づいたりして，自分自身の行動へ反映させたり，自分自身の行動を修正したりすること"です。みなさんもふと頭に浮かんだ考えを「いや，この考えは間違っている」とか「こういう言い方をしたら相手は傷つくだろうから，言い方を変えなきゃ」と気づくことがあるでしょう。このようなときに働くのがメタ認知です。統合失調症の病識の欠如やうつ病のいきすぎた病識などは，メタ認知の正確性が低下しているものと考えられます。
認知行動療法	抑うつ気分や不安を持続させている認知の歪み（特定の思考スタイルや特定の行動スタイル）を特定し，それが変容するように働きかける心理療法。
認知の発達段階	子どもが成人の思考能力にいたるまでの過程のこと。発達心理学者ピアジェが提唱しています。

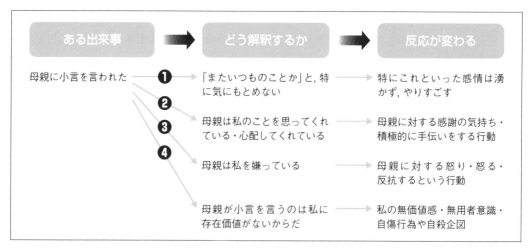

図1 物事の受け取り方とその反応

のときの認知のあり方を「認知の歪み」あるいは「イラショナル・ビリーフirrational belief」といいます。認知の歪みとは，「誇張的で非合理的な思考のパターン」または「現実とはかけ離れ，歪曲された，体験の主観的な解釈」「誤った，非合理的なとらえ方」のことで，❸は微妙ですが，図1では❹が該当します。こうした認知が抑うつや不安といった精神病理状態を長引

かせる要因の1つと考えられています。

「認知療法的なかかわり」

みなさんも普段，誰かが怒ったり悲しんでいたりするときに，怒りを鎮めたり悲しみを紛らわせたりするために，「小言を言うって，それだけあなたのことを見守ってくれているってことじゃないの」とか，「あなたのことを心配してるってことよ」といった見方を変えるような言葉をかけていると思います。それが患者なら，あなたのかかわり方は「認知療法的かかわり」，または「リフレーミング」といえます。

このとき，患者を説得して，無理に見方を変えさせようとしてはいけません。認知療法的なかかわりの効果は，これをくり返していくうちに"そういえば，最近ちょっと受けとり方が違ってきたな"と気づく程度の自然な変化しかもたらしません。が，「時間をかけて生まれた自然な変化」こそが大事で，まさに「認知が変化した」証拠になるのです。私たち看護師は，結果をすぐに求めがちですが，患者の認知を変化させるのは生やさしいことではなく，「自然な変化ほど揺るぎない」わけですから。

認知療法

認知の歪みはさまざまな精神疾患においてみられます。うつ病（抑うつ状態）では自分や経験，将来について否定的で悲観的な見方，躁病（躁状態，軽躁状態）では自分や経験，将来について誇張的で楽観的な見方，パニック障害では身体的・心理的な経験について破局的な誤解をし，心気症ではあらゆる体験を重大な身体

的疾患や障害に結びつけてしまいます。この歪んだ認知が各疾患の症状を長引かせます。

ここでは簡単に認知療法のやり方について紹介します（図2）。最初の段階でやるのは，自動思考を引き出すこと。たとえば，抑うつ気分を引き起こした場面（A）を患者とともに振り返り，その場面で思い浮かんだであろう自動思考（B）を患者に思い出してもらうようにします。

次に，その自動思考（B）がもっともか，どうかを検証します。「不正確な思考ではないか」「誇張された思考ではないか」「歪曲された思考ではないか」をともに考えます。また，「抑うつ気分を引き起こした出来事のどこに原因があるのか」「非難すべきはどこなのか」も考えます。こうして徐々に自動思考を崩していきます。

3段階目は，自動思考の検証過程で，患者が犯している推論の誤りのパターンや抑うつスキーマを明らかにすることです。この2つが自動思考のもとになっています。この2つは患者が思いつくようなことではないので，看護師が自動思考の検証過程で，患者の推論パターンやスキーマをあれかこれかと考えながら患者に返していく作業が不可欠です。

4段階目（最後の段階）は，2つの自動思考のもと（患者が犯している推論の誤りのパターンや抑うつスキーマ）を検証します。

認知療法的かかわりなら すぐにできる

精神科看護師なら，1つくらいは得意なかかわり方（心理社会的介入技法）をもっていたいもの。認知療法は枠組みがシンプルなので，や

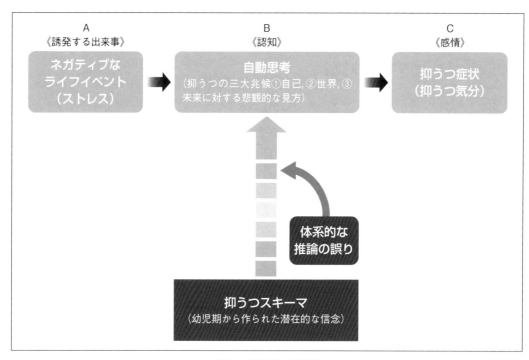

図2　認知療法の段階

る側も受ける側も理解しやすいというメリットがあります。「認知療法」はちょっとハードルも高いので，まずは「認知療法的かかわり」から始めてみましょう。「コンコーダンス―患者の気持ちに寄り添うためのスキル21」[1]には，認知療法を取り入れた介入「信念と懸念についての会話」も「リフレーミング」というコミュニケーション技術も手ほどきしていますから，ぜひご覧ください。

次回の予告

次回は，心理的反応「障害受容」について紹介します。患者さんが，「自分は統合失調症」と

受け入れる過程を看護するなら，これを知っておく必要があります。

トピックス

今回はMSEの教材に映画を活用しています。

〈引用・参考文献〉
1）安保寛明，武藤教志：コンコーダンス―患者の気持ちに寄り添うためのスキル21．医学書院，2010.
2）武藤教志編著：他科に誇れる精神科看護の専門技術　メンタルステータスイグザミネーションVol.1．精神看護出版，2017.
3）武藤教志：改訂 専門的な思考を鍛える看護のためのフレームワーク．精神看護出版，2016.

MSEを実践するためのトピックス No.9

映画『閉鎖病棟―それぞれの朝―』がMSEの教材になりますよ

深田徳之 ふかだ のりゆき

医療法人誠心会あさひの丘病院（神奈川県横浜市）精神科認定看護師

2019（令和元）年11月に映画『閉鎖病棟―それぞれの朝―』が全国で公開されました。この映画は長野県の独立行政法人国立病院機構小諸高原病院でロケが行われ，笑福亭鶴瓶さん（梶木秀丸役），綾野剛さん（塚本中弥役），小松菜奈さん（島崎由紀役）が精神の病を抱える入院患者を演じています。この映画では，俳優陣の迫真の演技でさまざまな精神症状が描写されており，MSEの絶好の教材になります。DVDもすでに発売されているので，あなたの学びのためにぜひ投資をしましょう！

今回は，綾野剛さん演じるチュウさんこと塚本中弥が幻聴に苦しんでいる回想シーン（チャプター4，26分50秒から27分30秒まで）をMSEで考えてみましょう。

S・O）夜間，「うるさい，うるさい」とつぶやきながら，取り乱し，両手で頭を抱えるように両耳を押さえ，はだしのまま玄関から飛び出て，その勢いで自宅の塀にぶつかる。母親が「中弥！なか入ろう，ね！」と名前を呼びながら肩を抱えるが，逃れるように右手で大きく振り払い，門扉から外へ。おびえた表情で，髪はかきむしられて乱れ，汗だくで，視点は定まらず，非常に切迫している。周囲を警戒するように見て，「あー！　あっあっあっ……」と言いながら，おぼつかない足つきで，自宅向かいの家屋の玄関先に置かれた自転車に倒れかかり，犬が吠える声に対しておびえるように驚いて腰を抜かし，花壇に倒れ込んでしまう。倒れ込んだ中弥を母親が抱きかかえると「母さん，母ちゃん」とすがる。家族が自宅へ抱え戻そうとしたところにヘッドライトをつけた車がとおりかかり，「ひゃぁ

ぁぁー！　ひゃぁぁぁ！」と向かってくる車の前に飛び出すように近寄っていった。

このときのSOデータから8つの精神機能別に症状の概念化をしましょう。

①意識：過覚醒，意識野の狭窄，精神運動興奮
②記憶：－
③認知：－
④感情：不安発作（疑），恐怖に怯える，警戒心
⑤意欲：－
⑥思考：－
⑦知覚：過覚醒による感覚の鋭敏化，否定的な内容の言語性幻聴（疑）
⑧自我：－

わずか1分に満たないシーンでも，真剣に取り組めば，多くの概念化ができます。ここからアセスメントとして文章化してみましょう。

A）両耳を押さえ，「うるさい」と何度も言っていることから否定的な内容の言語性幻聴が疑われる。その幻聴をめぐる病的体験に圧倒されているのか，過覚醒の状態になり，警戒心は強く，意識野は狭窄し，恐怖におびえおののく。また，過覚醒によって感覚の鋭敏化が起きており，犬の吠える声や車のヘッドライトに過敏に過剰に反応し，極度におびえる。幻聴出現時には，安全を保つセルフケアが著しく低下する。

P）D2遮断薬の用量を確認し，さらに，この病的体験のトリガーや前駆症状についてご本人にていねいに尋ねることで対処方法を探る。

このシーンの後，中弥が病棟で再び幻聴に襲われるシーンがあります。みなさんも，そのシーンを観てSOAPに取り組んでみてください。

（監修：武藤教志）

非言語的コミュニケーションスキルの分析

精神科看護師の「傾聴」看護に焦点をあてて

はじめに

「精神科看護で使う道具は言葉である。ナースは言葉という手段によって，苦しんでいる患者をケアするのである」[1]とトラベルビーによって述べられているように，精神科看護領域では患者—看護師間のコミュニケーションが重要である。そのため精神科看護師は，対人関係のプロセスを利用して精神障がい者が他者と適応できるよう，日々の生活のなかで精神的な援助をしていると考えられる。実際，精神科看護師の行う言語的コミュニケーションスキルは，「褒める声かけにより患者の自尊心へ働きかけている」[2]「患者との距離感を柔軟に変化させている」[3]「ただ患者のそばに寄り添い，話を聴いて相づちを打つ」[4]などの多くの研究によって特徴づけられている。しかし，看護師の声の高低や強弱，看護師の表情やまなざし，話しかけたときの看護師の位置など，精神科看護師の非言語的コミュニケーションスキルについての研究は少ないと報告されている[5]。

そこで，本研究の目的は精神科看護師が傾聴看護を実践する際に，意識・注意している非言語的なコミュニケーションスキル（声色，声のトーンや大きさ，目線，身振り，タッチング，表情など）とは何か，それらをどのような場面で活用しているのかを分析することである。この目的を明らかにすることは，地域の精神科専門職以外の人にとって，精神障がい者との関係を築く際に生じることが多い困難感・不安感の軽減につながると考える。

研究方法

1）研究対象者

調査対象は，精神科看護師として勤務している，精神科勤続年数4年以上の者のうち，同意が得られた病棟看護師，精神科訪問看護師とした。

2）調査期間

調査期間は，2019（令和元）年8月10日〜9月30日とした。

● 〈執筆者〉

杉谷菜月　　すぎたに なつき[1]
清水暢子　　しみず のぶこ[2]

1）石川県立中央病院（石川県金沢市）看護師
2）石川県立看護大学精神看護学領域（石川県かほく市）講師

3) データ収集方法

データ収集方法は，はじめに協力施設の責任者に研究の協力依頼と研究概要の説明を行い，研究協力の承諾を得た。その後，各施設・各病棟の責任者（病棟の場合は病棟師長）から対象者に研究内容の説明資料と返信用封筒の配布を依頼し，返信があった研究協力者には研究者または研究指導者が直接連絡し，面接の日時を調整した後，訪問可能な日時に合わせて訪問し，同意が得られたうえで面接を開始した。なお，本研究は石川県立看護大学の倫理審査委員会の承認を得て実施した（承認番号：看大第187号）。

4) 調査方法

本研究では半構成的質問内容を用いた面接調査を行い，時間は30分とした。調査内容は対象者の許可を得たうえでICレコーダーに録音した。

5) 調査内容

面接内容は，（1）対象者の概要，（2）精神疾患患者への傾聴看護実践の際に意識・注意していることについて（①表情，声色や声の大きさ，目線の位置，身振り，タッチング，距離感，声かけのタイミングなど，精神科看護師が意識・注意している傾聴看護姿勢について，②患者の意思表示を促すことができた傾聴看護場面で，実際に用いた非言語的コミュニケーションスキルについて），（3）非言語的コミュニケーションスキルをどのような場面で活用しているかについて，（4）精神疾患患者への看護実践における工夫点について，とした。

6) 分析方法

研究デザインは質的記述的研究方法を行った。面接内容から逐語録を作成し，「精神科看護師が傾聴看護実践の際に活用する，非言語的コミュニケーションスキル」について語られた部分を抽出した。そして，1つのまとまりをもった意味ごとに区切って取り出し，含まれる意味が明確になるような簡潔な一文として表現し，コード化した。コードをカテゴリ化した後，「非言語的コミュニケーションスキルの分析」という視点を念頭におきながら文脈の意味に留意し，また，質的研究法の経験者で精神看護学領域の指導教員より助言を受けつつ，コード・カテゴリの特性を分析した。カテゴリは共通性と相違性を比較して類型化し，抽象度をあげ，サブカテゴリとした。

結果

1) 対象者の概要

対象者は男性3名，女性6名（うち訪問看護師3名）の計9名であった。精神科専門職としての勤続年数は4～40年であった。

以下，カテゴリは《　》，サブカテゴリは〈　〉，対象者の語りは「　」内に内容を示す。

2) 意識・注意しているスキルについて

面接調査の内容を，菊地ら[2]や槇本ら[3]，最相[4]の文献を参考に，精神科看護に特徴的なかかわりについて取り上げ，内容別に分けてカテゴリ化した。ここでは，精神科看護師が傾聴看護実践の際に活用している非言語的コミュニケ

研・究・報・告

ーションスキルについて，7つのカテゴリに分類された（表1）。

《目線》では4つのサブカテゴリが抽出された。精神科看護師は目線を合わせ続けることは患者に緊張感を与えるため，あえて外すものの，患者が目線から何を感じとるかを予測して目線の合わせ方を変容させるスキルを実践していることが語られた。しかし，反対に〈目線を合わせ続ける〉スキルを用いるという語りも得られ，このスキルを実践する際は，患者と目が合ったタイミングで「私といま，目合ったよね。私すっごいうれしかった」といった看護師が患者に関心をもっているというアピールを大袈裟に表現し，患者が看護師に興味をもってくれるようにする独自のかかわりも聞かれた。

《表情》では3つのサブカテゴリが抽出された。精神科看護師は〈笑顔，穏やかな表情〉を他科と同様に基本としているものの，「無表情とまではいかないけど，意味をもたせないようなトーンで話したりすることもある」や，「自分の精神状態を出さないようにかかわっている」語りから，表情が与える患者への影響を常に予測し，患者は看護師をよく見ているという意識をもってかかわっていることが聞かれた。

《距離》では3つのサブカテゴリが抽出された。〈心理的距離を変化させる〉スキルについて，「患者さんへの刺激も考えて必要最低限のかかわりをするときもあれば，病状の変化に伴って話の内容を変えて，信頼関係を築いていけるようにしている」という語りが聞かれた。また，「2人だけの空間，患者さんがいま自分とだけしゃべってくれていると思える時間，場所を

つくる」語りや，〈患者と一定の距離を保つ〉ことで「刺激や動揺，影響を与えないようにしている」語りが得られ，精神科看護師と患者との距離感には，心理的・物理的な工夫があげられた。

《待つ》では6つのサブカテゴリが抽出された。精神科看護師のほとんどが，傾聴看護を実践する際，待つ，見守るという姿勢を大切にしていた。「黙っているけどただ隣にいる」語りや，「無理にそれ以上は刺激せず，またお話できるタイミングをうかがう」語り，「目線を一緒にして，患者さんの話を聞いているという姿勢は崩さない」語りなどが聞かれ，患者の表出を待つ間の精神科看護師の行動には，多種多様なスキルがあげられた。

《タッチング》では3つのサブカテゴリが抽出された。精神科看護師はタッチングを実践する際，患者が同性であること，患者との関係性が十分に築けていることを前提条件としていることが語られた。〈肩・太ももをピタっとくっつけて隣に座る〉スキルを用いる精神科看護師は，人とふれあいたい，面会・外出・外泊が少なく家族とあまり会えない，孤独な心理状態，という患者が抱える背景を理解したうえで実践にいたっていた。

《態度》では6つのサブカテゴリが抽出された。「違う話題からかかわって，言葉が出るようになったら本当に聞きたいところを聞いていく」語りや，〈言葉選びを意識する〉際は「患者が素直に『本当はつらいんだよ』と言えるような言葉のキャッチボールを理想としている」語りが得られた。また，〈患者を気にかけている

表1　精神科看護師が傾聴看護実践の際に活用する非言語的コミュニケーションスキル

カテゴリ	サブカテゴリ	カテゴリ	サブカテゴリ
目線	目線をあえて外す	タッチング	肩や背中をさすったり手を握ったりする
	目線を同じ高さにする		患者がつらそうなときにタッチングを行う
	患者の様子を判断して目線を合わせる		肩・太ももをピタっとくっつけて隣に座る
	目線をそらされても合わせ続ける	態度	患者が思いを表出しやすい流れをつくる
表情	患者に合わせて表情を変容させる		患者と同じ気持ちになる
	笑顔，穏やかな表情		患者と一緒に考える
	フラットな表情		言葉遣いを意識する
距離	心理的距離を変化させる		言葉選びを意識する
	1対1の空間をつくる		患者を気にかけている態度を前面に出す
	患者と一定の距離を保つ	観察	患者のいつもと違う様子を察知する
待つ	ただ隣で同じ時間を過ごす		患者の態度を観察する
	それ以上患者に侵入せずに反応を待つ		患者の内在的変化を観察する
	看護師自身の傾聴姿勢を見せる		患者の行動内容を観察する
	患者の表出を促せるようなきっかけをつくる		患者の周辺環境を観察する
	相手に合わせて何気ない会話をする		患者の心理状態を予測する
	第3者を介入させる		

態度を前面に出す〉スキルなども語られ，精神科看護師は自身の態度が，患者にどのような影響や印象を与えるかを意識しながらかかわっていることが聞かれた。

《観察》では6つのサブカテゴリが抽出された。「調子が悪くないときの本人を理解していれば，表情とか行動がいつもと違うなっていうところに気づける」や，「表情，声のトーン，口調，うつむき加減を見ている」「長期入院では社会性が落ちてしまったり，退行することが多い。性格の変化や，これまでできていたこともできなくなったりするから，そこを理解して

あげる」「布団から出られる・出られないとか，ベッド周囲がどうこうとかの情報を仕入れてくる」などの精神科看護特有の観察項目が語られた。

考察

1）傾聴する姿勢のコントロール

傾聴看護を行ううえでだけではなく，患者とコミュニケーションをとるうえで《目線》を合わせることは重要で，本田[6]によると目線を合わせることは平等性や信頼性，親密性などと

いったポジティブな意味を非言語的に伝える，と述べられている。しかし，精神疾患患者は目線が合うことについて，緊張感や拒否感を表すことがしばしば見られ，そのため精神科看護師は，〈目線をあえて外す〉〈患者の様子を判断して目線を合わせる〉スキルを活用していることが示唆された。また，〈目線を同じ高さにする〉〈目線をそらされても合わせ続ける〉スキルに関しては，目線が合うことで患者が"自分のために看護師が時間をつくってくれている""看護師が自分の話に興味をもってくれている"という印象やイメージを抱くことを理解・期待して活用していることが考えられた。《表情》についても，〈患者に合わせて表情を変容させる〉スキルは，無表情とまではいかないものの，あえて笑顔で接することを避けることで，外的刺激に過敏に反応する患者への影響を最小限に抑えることにつなげていた。〈フラットな表情〉になることは看護師自身が患者の精神症状にとらわれないことや，看護師自身の精神状態が患者への不要な刺激・影響とならないことにつなげていることが考えられた。

精神科看護師は，患者と《目線》を合わせながら，笑顔や穏やかな《表情》で傾聴看護を実践することを基本としているものの，自身の傾聴する姿勢である《目線》《表情》が，患者にどのようなイメージや影響，印象を与えるのかを予測・期待してコントロールしていると考えられた。そのため，患者へ不要な刺激を与えないように，あえて"笑顔"を避け，"目線を合わさない"といった，傾聴する姿勢のコントロールを行うことが重要であると考える。また，患者とかかわるうえで生じてしまう看護師自身の否定的感情を外観的に表出しないよう抑制することは，ありのままの患者を客観的視点で傾聴できることにつながる。よって，傾聴する姿勢をフラットなものにコントロールすることは，患者の言葉にとらわれることや，患者を否定的感情でみてしまうことを防ぎ，看護師自身の内面的なコントロールにも作用されると考えられる。

2）信頼関係を深めるスキル

本研究では，精神科看護師は患者との《距離》のとり方について，〈心理的距離を変化させる〉〈1対1の空間をつくる〉〈患者と一定の距離を保つ〉スキルを活用していることが明らかとなった。精神科看護師の行う《距離》の物理的変化は，患者—看護師間の信頼関係がどこまで構築されているかを見極めたうえで実践されており，患者は親密性や信頼性を求めているか，看護師には踏み込まれたくないパーソナルスペースは存在するか，不要に距離を縮めることは動揺や不快感，症状悪化に作用しないか，といった視点で患者をとらえることが必要であると考える。患者と距離をおくことは，逆に患者との信頼関係をスムーズに，良好なものへと構築させる可能性もあると示唆されたため，患者の求める距離感を看護師が見極めるためには，まずアプローチしてみる姿勢が大切であると考えられる。また，〈心理的距離を変化させる〉スキルについて，精神科看護師は，患者の病状や精神状態から，患者のもつ対人スキルを見極め，看護師との信頼関係を病状に合わせて自然に築け

るように工夫していた。先行研究では槙本ら
によって,「患者の大事にしている世界を守る,
患者の囲いがとれていくのを待ち患者が自ら歩
み出すために距離をおく,という看護師の行動
は,ありのままの患者がわかったり,患者から
の信頼を得ることにつながる」[3]と述べられて
いる。症状が顕著に表れている患者に対して
は,必要最低限のかかわりとし,あえて心理的
距離を縮めないようにする,また,症状が落ち
つき対人関係を築く余裕ができてきた患者に対
しては他愛もない会話をするなど,心理的距離
を縮める意識をもつことが患者との信頼関係を
違和感なく構築することにつながると考えられ
る。

《タッチング》の実践は,時に患者へ不快感
を与えかねないスキルでもあり,どのタイミン
グで活用すべきか判断が難しい。精神科看護師
は,患者との信頼関係がどこまで構築できてい
るか,患者自身に人の温もりを求めている生活
背景はないかを見極めたうえで実践にいたって
いた。効果的な《タッチング》は,患者の全体
像から人の温もりや愛情を求める背景はないか
を予測し,それを満たすことで,はじめて患者
にとって落ちついたなかでのスキルとして発揮
されると考えられる。患者が求める《距離》の
とり方を的確に把握したうえでの実践が重要で
あり,また《タッチング》スキルを患者の表出
を《待つ》際に効果的に実践することは,《待つ》
間の沈黙を落ちつける雰囲気へ変換させ,患者
と看護師の信頼関係をより親密なものにするの
ではないかと考える。

3) 患者の求める対人関係のあり方を満たす

精神科看護師は傾聴看護を実践するなかで,
〈患者と同じ気持ちになる〉〈患者と一緒に考え
る〉といった共感的態度をとっていた。田村ら
は,「看護師が患者へ感情移入することは,患
者の気持ちの理解や反応を感じとれるようにな
ることに発展し,この経過は,患者と看護師
の行き違いが少なくなること,患者の言葉にで
きない思いに気づくことにつながる」[7]と述べ
ている。「身振りや表情,患者さんが笑ったり
とか泣いとったりしていれば,自分もそれに類
似した感情になる」と看護師が語るように,患
者が非言語的に表出する"笑い(楽しい)""悲し
い""つらい"などの表情や感情に対し,まずは
看護師自身も表情や感情を,患者と同じものに
変容させてみる《態度》が大切であると考えら
れる。しかし,感情移入するという《態度》は,
非言語的に患者へポジティブなイメージを与え
るものの,感情移入することで生じた陰性感情
に対しては,客観的に見定められる視野をもた
なければ,患者を無意識のうちに否定的にとら
えてしまうことにつながる。

4) コミュニケーションスキルを多様化させる 観察

精神科看護師の行う《観察》のスキルは,患
者が発する非言語的表出や患者の内在・外在的
変化,行動や心理状態を的確に観察することで
あり,その観察から患者の状態を評価・予測
し,有効なかかわり方へと発展させていること
が明らかとなった。また,「調子が悪くない
ときの本人を理解していれば,いつもと違うな

っていうところに気づく」という語りから，精神科看護師は日ごろから患者をよく《観察》し，だからこそ患者のいつもと違う様子にいち早く気づくことができていると考えられる。長田は，「疾病や症状，障害が人より大きくとらえられるのではなく，心・身・社会・歴史という4つの側面・軸で患者を知り，見てから，症状や障害を見ていく観点が本当の理解である」[8]と述べている。傾聴看護実践の際に，精神科看護師がタイミングよく，違和感なく，自然に患者の表出を促すことができているのは，患者を多角的視点で観察し，理解したうえでかかわっていることが根底にあると考える。本研究では精神科看護師の語りから，非言語的コミュニケーションスキルを傾聴看護の際に最大限に活かすためには，非言語的に患者をとらえる《観察》がいかに重要であるかが明確となった。

研究の限界と今後の課題

本研究は，面接調査を精神科看護師，精神科訪問看護師9名に行ったが，十分な人数ではなく，一部の施設を対象に行ったため，結果に偏りが生じる可能性があった。今後，この結果を一般化するためには，さらに対象施設，対象者を増やして調査を継続する必要がある。また，対象者の精神科看護経験年数においても，比較的経験が浅い看護師とベテランの看護師とで偏りがあり，スキルに関して経験値の差が大きく影響している可能性もあった。精神障がい者との関係づくりにおいて戸惑いや不安を抱える地域の精神科専門職以外の方にとっての参考資料になり得るためには，経験値の差で片づけられることのないスキルとして，より研究を進めていく必要がある。

謝辞

本研究を実施するにあたり，お忙しいなかご協力くださいました精神科看護師・精神科訪問看護師のみなさま，看護部長様，各病棟師長様，施設責任者様に心より御礼申し上げます。

〈引用・参考文献〉
1）Mary Ellen Doona, 長谷川浩訳：対人関係に学ぶ看護―トラベルビー看護論の展開．医学書院, p.3-306, 1984.
2）菊地淳, 板橋直人, 吉岡一実：精神科看護師による統合失調症患者への褒める声かけに関する研究．ヒューマンケア研究学会誌, 9(2), p.65-70, 2018.
3）槇本香, 田井雅子, 野嶋佐由美：精神看護者が用いる統合失調症をもつ患者との間の心理的距離のもち方．高知女子大学看護学会誌, 37(2), p.21-28, 2012.
4）最相葉月：セラピスト．新潮社, p.7-329, 2014.
5）片丸美恵, 宮島直子, 村上新治：精神科看護における認知症高齢者のBPSDへの対応と課題―「問題行動」をキーワードとしたケーススタディの文献検討から．看護総合科学研究会誌, 11(1), p.3-13, 2008.
6）本田美和子：優しさを伝えるケア技術：ユマニチュード．心身医学, 56(7), p.692-697, 2016.
7）田村和恵, 佐々木秀美：看護場面において患者が知覚する看護師の優しさ．看護学統合研究, 14(1), p.13-45, 2012.
8）長田久雄：患者に寄り添う関わり方を目指して．作業行動研究, 20(3), p.133-140, 2016.
9）松岡純子：精神科訪問看護において利用者が求める看護援助．日本精神保健看護学会誌, 27(1), p.52-62, 2018.

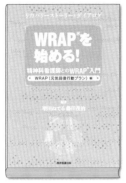

リカバリーストーリーとダイアログ

WRAP®を始める！
—精神科看護師とのWRAP®入門　第2弾
●WRAP（元気回復行動プラン）編●

【編著】増川ねてる
（アドバンスレベルWRAPファシリテーター／特定非営利活動法人東京ソテリア ピアサポーター）

藤田　茂治
（訪問看護ステーションりすたーと所長／WRAPファシリテーター）

A5判　296頁　2色刷り
2018年6月刊行
定価（本体価格2,000円＋税）
ISBN978-4-86294-060-5

『WRAP®を始める』待望の続編ついに刊行！

『リカバリーのキーコンセプトと元気に役立つ道具箱編』の発刊から2年あまり……。ついに, 続編である『WRAP（元気回復行動プラン）編』が刊行となりました。本書で紹介しているのは6つのプラン（日常生活管理プラン・引き金のプラン・注意サインのプラン・調子が悪くなってきているときのプラン・クライシスプラン・クライシスを脱したときのプラン）。これらのプランは前書で紹介した「道具箱」を使いこなしていく仕組みです。WRAPは自分のトリセツ（取扱説明書）, それを作るかどうかは皆さん次第, でも作ってみると, きっといまとは違った世界が見えてくるはず。

●本書の目次●

第1章　*WRAPの概要*
About WRAP
Recovery Story 1・Dialogue 1

第2章　日常生活管理プラン
Daily Maintenance Plan
Recovery Story 2・Dialogue 2・Column 1

第3章　引き金のプラン
Triggers
Recovery Story 3・Dialogue 3・Column 2

第4章　注意サインのプラン
Early Warning Signs
Recovery Story 4・Dialogue 4・Column 3

第5章　調子が悪くなってきているとき
When Things are Breaking Down
Recovery Story 5・Dialogue 5・Column 4

第6章　クライシスプラン①
Crisis Plan①
Recovery Story 6・Dialogue 6

第7章　クライシスプラン②
Crisis Plan②
Recovery Story 7・Dialogue 7

第8章　クライシスプラン③
Crisis Plan③
Recovery Story 8・Dialogue 8・Column 5

第9章　クライシスを脱したときのプラン
Post Crisis Plan
Recovery Story 9・Dialogue 9・Column 6

第10章　*WRAPを使う*
Recovery Story 10・Dialogue 10

CVPPP
（包括的暴力防止プログラム）
〜ダイジェストマニュアル〜

第5回

CVPPP実践マニュアル
リスクアセスメント編

下里誠二　しもさと せいじ
信州大学医学部（長野県松本市）教授

　新型コロナウイルス感染症の影響で，演習型の研修会の開催もまだまだ不透明な状況にあります。オンラインでの研修も検討していくところですが，CVPPPでは触れた手の先から伝わるメッセージを大事にしていますので，悩ましいところです。さて，今回からはCVPPPの要素を見ていきたいと思います。詳細については，併せてCVPPPトレーニングマニュアル[1]の拙稿もご覧いただけますと幸いです。

　CVPPPが開始された当初，リスクアセスメントはおおむね精神医学的な評価として，当事者の暴力予測のことをさしていたと思います。もちろん，こうした疫学的研究によるリスクファクターの検討は大事なことなのですが，しかし次第にケアとしての考え方の整理が必要であると考えるようになりました。

　そこで通常のリスクアセスメントとしての長期的，短期的リスクファクターによるリスクアセスメントに加え，以下のことを明確にしました。1つ目は危険性に意識が向くことで，あたかも当事者が危険人物であるような認識をしないことです（当事者を危険視してしまう危険）。2つ目は，リスクアセスメントをする過程で，当事者という「人」に対して評価を加えて

しまわないようにすることです。3つ目としては，私たちがケアとしてかかわりをもつための瞬間的なアセスメントも大事にするということです。これは，看護者自身のおかれた状況を正確に把握し，ケアにつなげることです。これらを踏まえお読みください。

リスクアセスメントの種類と評価の内容

　一般的にリスクアセスメントでは長期的，短期的予測因子としてのリスクファクターについて検討されます。CVPPPでは暴力歴を代表とする長期的因子（どのような人が暴力をしやすいか），混乱の強さなどを代表とする短期的因子（どういう状態になると暴力をしやすいか）に加え，当事者に直接ケアするための瞬間的なリスクアセスメントが加わります。リスクファクターに関しては，CVPPPで利用しているわけではありませんが，近年ストレングスを取り入れたSTART[R]（Short-Term Assessment of Risk and Treatability）[2]などのツールも開発され，単に危険性の評価にならないようになってきています。しかし，陥りやすいのは危険性が高い

＝危険人物とみなされがちなことです。CVPPPの原則，「行為者の悪ではない」ということを念頭におくことが必要です。

加えて，CVPPPならではのアセスメントとしては，瞬間的なアセスメントがあげられます。ここでリスクを空間的に把握しつつ，①距離を判断し，②攻撃の手段から想定されるリスクエリアを判断できるよう練習します。このことで看護者自身が安心してケアできるアセスメントをすることが目標です。

当事者を理解すること，対話そのものがアセスメントであること

CVPPPでは当事者との対話を通じて，当事者を理解することそのものがアセスメントであると考えます。その人個人にとってのリスクの促進因子と保護因子を探すことでディエスカレーションにつないでいくものです。

困ったことに，多くの場合，病棟で暴力予測というと「感情コントロールができない」「内省できない」などと否定的な評価をしがちですが，これは危険なことです。次第にその人そのものが「劣った人」であると感じるようになり，結果，「この患者さんは何もわかっていないし，理解できない。抑制することが利益なのだからそうすればいいのだ」という雰囲気が形成されてきます。そうすると管理的な対応が選択されていくことになるでしょう。

CVPPPトレーニングマニュアルにはCVPPPによるケアシートを掲載しています。これまで病棟でプランを立てるというと「患者さんを主語にして」と言いつつ，つい「患者さん」に「あなたはどうしたらいいと思いますか？」と聞いていました。このこと自体がまずいというわけではないのですが，「あなたが決めていいのよ」と言うなかに「こう答えてね」という看護者の期待を誘導したいという意味が含まれてしまえば，どんなに当事者の視点といっても，結局，意思決定をしているのは看護者となるのではないでしょうか。これは何かあったとき，事後に当事者が口にする「看護師さんに言われたからそう言っただけ」という返答に表れているように思います。

そこで今回たどり着いたのは，思い切ってプランすることをやめてみることでした。ただその人をわかろうとして対話するシートがもっともアセスメントに役立つと考えたからです。ケアシートでは聞き出そうとせず，自然な会話から関心を向け，希望を聞き，看護者も希望を伝えます。シートに文字を埋めようとするのではなく，ただ伝え合うようにします。それでも看護者―患者という関係性のなかでは完璧にフラットな関係というわけにはいかないでしょう。しかし，少しでもCVPPPが強制のためのプログラムにならないように考えています。テキスト掲載のケアシートは実証試験段階ですが，ぜひご覧ください。

次号ではディエスカレーションについて解説していきます。

〈引用・参考文献〉
1）下里誠二編著：最新　CVPPPトレーニングマニュアル―医療職による包括的暴力防止プログラムの理論と実践．中央法規出版，2019.
2）クリストファー・D・ウェブスター他著，菊池安希子監訳：START―「心配な転帰」のリスクと治療反応性の短期アセスメント．星和書店，2018.

疫学の視点から精神保健(メンタルヘルス)で地域をひらく

安保寛明 あんぼ ひろあき
山形県立保健医療大学看護学科(山形県山形市) 教授

6
▼ Sixth Step　精神的充実を権利と考える意味

2020(令和2)年7月，私の住む山形県で集中豪雨が起きました。住まいの近くでは大きな被害はありませんでしたが，準備や対策をしても起きる出来事はあるのだと思わされます。

また，知り合いを通じてCOVID-19に感染した医療者の経験を聞く機会がありました。その方も準備や対策をしていたようですが，間接的に聞いていても心理的負担があるとわかりました。

今回は，個人の準備や能力を超えて何かが起きた場合の周囲とのかかわりをもとに，精神的充実を願う権利について紹介していきます。

恐怖による非難はやつあたりか

COVID-19の感染者が日本でも報告され続けています。また，感染経路がわからない例も多く存在しており，それは，たとえばインフルエンザウイルスや何かの菌と同様に，本人は準備や対策をしていたにもかかわらず感染する，ということがあり得ることを意味します。

さて，そんなCOVID-19にあなたの身近な人が感染したら，自分も感染するかもしれないという恐怖を理由に，その人に非難を浴びせるでしょうか。「準備不足だからだ！　軽率だ！」と言うのでしょうか。その非難は，自分の恐怖心のはけ口をその人に向けているだけかもしれません。自分が抱く恐怖を理由に相手に心理的な圧迫を与えることは，正当な主張というよりは，非難する側のストレス対処に他人が利用されているだけ，といえます。これが複数の人によって行われると差別と社会的孤立が起きますが，多くは自分が正しい判断をしていると考えている人たちの行動の積み重ねで発生します[1]。

やつあたりする権利はあるか

非難する方のなかには，「言いたいことが言えない不自由はどうするんだ。自分が言いたいことを言えないのは迷惑じゃないか」と憤る方がときどきいらっしゃいます。ですが，恐怖を感じる場合には「身近なところにCOVID-19があると思うと，私は恐怖を感じる」ことを「自分のこととして」話せると，他者への非難にはなりにくく，恐怖心へのつきあいとしては妥当です。自分への感染の恐怖は，あくまでも「自分の恐怖とのつきあい」が優先で，「恐怖をもたらした他者への非難」は，互いに感染しないと約束している場合でないと身勝手な主張です。言論の自由は権利として保障されていますが，

それは「自分の考え」を言うことの自由であって，言論が必要以上に他者を傷つけることをも許容するものではありません。

精神的充実を権利とする考え方

恐怖や罪悪感からお互いを助けるのは，精神的充実を願うことを権利とする考え方です。

2020年度から相談支援従事者研修のカリキュラムが検討を経て改定[2,3]されています。相談支援従事者は，障害福祉サービスの利用者から生きる希望を聞き，実現に向けて地域社会にある人やサービスとつなげる人のことです。相談支援従事者養成のためのカリキュラム改定では，障害を有する人の意思決定支援を，①意思の形成，②意思の表出，③意思の実現の3段階に整理していて，障害を有する人の希望や願いをかなえることを強化する内容になりました。

意思決定支援の3段階のうち，「意思の形成」は，充実したQOLをめざす意思の形成を意味し，自信や可能性を再構築するような他者のかかわりが必要です。自分には可能性がないと思う環境や人間関係で暮らしていたら，意思の形成自体が難しくなるからです。看護学で言えばエンパワメント，「あなたには精神的充実をめざす権利があります」と，その人のもつ権利の実現を後押しすることが重要なのです。

意思形成を助け，孤立を減らす仕事

夢や希望といった前向きな意思を形成するには，偏見や差別的意識の少ない関係性が必要です。社会心理学者であるオールポートらの研究により，偏見や差別的意識を減らす態度の形成には，対等性や協力的関係や自発性のある意思といった相互性のある環境下での人間関係の構築経験が寄与する[4]と指摘されています。

つまり，COVID-19対応であっても精神障害を有する人の支援であっても，職員同士や地域社会や家族との関係づくりにおいて，対等性や協力的関係性，自発性のある意思決定ができる環境をつくり，その環境を患者（当事者）とも共有していくことが，偏見や差別的意識を減らします。そのうえで対等性のある意思や意見の交換がなされると，障害のある人にも可能性が見出だされ，意思決定支援のはじめである意思の形成，リカバリー的にいえば，希望の再獲得を誘発する可能性を高められるのです。

封建時代の価値は，対等性ではなく権威性，協力的関係ではなく責任の一元管理でしたが，精神保健の時代において，差別や偏見を生み出さずに対等性や協力的関係をつくることは専門性として価値づきます。そして，この変化は，すでに相談支援の分野で始まっています。

〈引用・参考文献〉
1）M・R・バナージ，A・G・グリーンワルド，北村英哉，小林知博訳：心の中のブラインド・スポット―善良な人々に潜む非意識のバイアス．北大路書房，2015.
2）厚生労働省：相談支援の質の向上に向けた検討会．https://www.mhlw.go.jp/stf/shingi/other-syougai_322988.html（2020年7月25日最終閲覧）
3）厚生労働省：相談支援従事者研修標準カリキュラム．https://www.mhlw.go.jp/content/12201000/000479807.pdf（2020年7月25日最終閲覧）
4）G・W・オルポート，原谷達夫，野村昭訳：偏見の心理．培風館，1968.

Next Step
地域で社会的孤立を減らすには

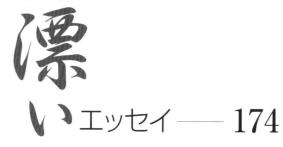

坂田三允の

漂い　エッセイ――174

生きている言葉

テレビを見ていると，毎日新型コロナウイルスの話ばかりで，うんざりしてしまう。たしかに重大なニュースではあるのだろうけれど，詳しいことは何もわからずに，今日は何人陽性者が見つかったという話だけであることもうんざりの原因である。本来なら「何人検査をして，そのうちの何人が陽性であった」という報告とともに陽性率も知りたいし，重症者として入院された方のうち何人くらいの方が退院されたのかも気になる。さらに後遺症についても何かわかっていることがあるなら教えてほしい。それに，対応策が揺れ動くのもうんざりする。朝令暮改とはこのことか，と思うほど変わっている。「旅行自体が感染を起こすことはない」という新型コロナウイルス感染症対策分科会の尾身会長のお言葉は，たしかにそうなのでしょうが……。後に続く旅先で守ってほしいことというのが，すばらしかった。家族4人の場合，電車やバスのなかではしゃべらない。到着したらむやみに出歩かず，すぐに宿泊先へ。旅館内でうろうろしない。大浴場の温泉やレストランは使用禁止。お風呂は自室のシ

ャワーで済ませる。食事もルームサービスで済ませる。お土産もホテル，旅館の売店で購入。予定滞在日数を消化したら速やかに帰宅する。いいですけど……本当にこんなことをおっしゃったのでしょうか。ネットで見ただけの内容なので，もしかしたら，どなたかが，「いまの国が言っていることをまとめるとこういうことでしょ」と，少々の（？）怒りとともに書き込まれたことなのかもしれない。これだと，「経済効果だけのためでしょう？　旅行やめようかな」って思った人もいるのではないかな～。

それにしても，終わりのときが見えないというのは，あまり気分のよいものではないことはたしかだ。「生活を変えましょう」と言われても，そんなに簡単に変えられるものでもない。それに，「人が人と不要不急のとき以外かかわらないようにしましょう」というのは，本当によいことなのかなぁとも思ってしまう。人は，他者とかかわることによって，人生という自分自身の物語を紡ぎだしていくのではないだろうか。感染症から身を守ることは，自分の生命を守ること，すなわち長生きすることには

坂田三允
さかた みよし
多摩あおば病院看護部顧問（東京都東村山市）

Miyoshi SAKATA
TADAYOI ESSAY

つながるだろう。だけど，それだけで物語は完成しないように思うのだ。もちろん，人生と生命は深くかかわっている。生命を大切にして生き長らえることによって人生も充実していくのだし，逆にまた，自分の物語をつくっていくことに価値があるからこそ，生命が続くことにも価値がある。職場で，仕事上かかわるときと，宴会でかかわるときとでは，同じ人なのにまったく違う側面が見えてくる場合も少なくない。宴会は自粛，会食もなるべく静かにしましょうというのでは……その人の全体像がはっきりしない。研修会も人が集まることによって，さまざまなかかわりが生まれ，学びが深まる。知識や情報だけがほしいなら，本を読めばよいことだ。

　などなど，取るに足らないささいなことをうんざりしながら考えていたのだが，ちょっとうれしいニュースに出会えた。17歳11か月でタイトルを獲得した藤井聡太棋聖誕生の話である。私は将棋のことなどまったく知らない。なので，それがどんなにすごいことなのかもよくわかっていない。私がうれしかったのは，タイトル獲得のニュースそのものではなく，藤井さんのインタビューの記事なのである。語られている言葉が美しかった。17歳で，こんなにしっかりしたことを語ることができる人なのだということに驚くとともに感動してしまったのである。インタビューそのものを見ていたわけではないので，言葉遣いそのものには多少の違いがあるのかもしれないが，内容に変わりはないだろうと思う。実は我が家には藤井さんと同い年の孫がいるのだが，孫との日常会話に慣れ親しんでいる私には，驚きを感じるしかなかったのであった。

　「いまの心境を」と聞かれての答えが，「タイトル獲得という結果を非常にうれしく思っていますし，渡辺先生との五番勝負を体験できたことは，非常に大きな経験になったと思っています。全4局をとおして自分のパフォーマンスをしっかり発揮できたと思っていますが，そのなかでも渡辺先生から，こちらが気づいていない好手をされる場面も多く，非常に勉強になりました」である。優等生の言葉ともいえるのかもしれないが，7月16日にタイトルを獲得して，インタビューはその4日後。自分のことも対戦相手のこともしっかり分析されていて，冷静そのものである。あり得ないことだが，もしわが孫がこのような立場であれば，1週間は浮かれっぱなしで，何も手につかない状態だったであろうことが容易に想像できる。私にしても，孫と同じようなものだろうと思う。

　水泳の北島康介選手がアテネオリンピックで金メダルをとったときの「チョー気持ちいい」も，よろこびの表現としてストレートでいきいきとしていていいなぁと思ったけれど，「動」と「静」の違いが際立っていて，17歳でこれだけの冷静さもまた，すばらしいと感じたのだった。

　その道を極めることができるような人の言葉には本当に重みがある。70余年生きてきて紡いだ私自身の物語に新しい1ページが加わったような気がしている。いまどきの若い者は……なんてもう言えない。

喪失と再生に関する私的ノート
[NO.81 はじめの一歩]

NPO法人相双に新しい精神科医療保健福祉システムをつくる会
相馬広域こころのケアセンターなごみセンター長／精神科認定看護師
米倉 一磨 よねくら かずま

 ## 地域で働くために必要なこと

2020（令和2）年春，新規卒業者（新卒）がはじめて相馬広域こころのケアセンターなごみへ入職しました。看護大学を卒業し，すぐに地域の仕事に就くのはまれなことです。今回，この入職により考えさせられた，新卒を地域の仕事，しかも災害の現場でどう育てるのか。「新卒者」の教育についての私の迷いを紹介します。

 ## 待望のスーパー新卒あらわる

昨年のある会議でのこと。訪問看護ステーションに実習で来ていた，1人の看護大学の実習生が座っていました。この会議は，福島県の復興を応援するさまざまな団体が集まる会議だったのですが，この学生は落ちついた様子で質問へていねいに答えていました。その口調は，まるでどこかの企業の有能な秘書のようで，明らかに普通の学生とは雰囲気が異なっていました。私は，「最近の学生さんは，病院以外にも関心が広がっていいな」と思っていました。それから半年後，当法人に入職したいと希望があり，なんとそれがあの学生，早川さんだったのです。

早川さんは，ある企業で人事や主要な部署を担当していましたが，看護師になるという長年の夢をかなえるため，数年前に看護大学へ社会人入試枠で入学しました。すでに企業人としての資質を兼ね備え，私たち専門職の弱点であるといわれる社会性は優れていました。以前，ある看護学生から，卒後はじめての就職先にケアセンターを選ぼうか教員へ相談したところ，「卒業したら病院に就職しないとつぶしが効かない」と指導され進路を変更したという話を聞きました。そのときは悔しく思い，「いつの日か，病院経験がなくても地域で新卒が育つことを証明したい」と胸に秘めていました。そんなとき，早川さんが現れたのです。

 ## 仕事を可視化しアセスメントする

ケアセンターでは，震災後の混乱した時期に表出した，世代や疾患だけにとらわれない問題も扱います。この守備範囲が広い仕事のためには，医療や保健，福祉など，分野に偏ることなく地域で起こるあらゆる問題を可視化し，アセスメントできなければなりませんが，こと医療的側面からいえば，私は，いままで精神的問題，身体的問題を別に考える傾向にありまし

た。精神的問題を考えると無意識に身体の問題が端に追いやられてしまい，逆もまたそうなってしまいます。そこで，私は「緊急性があるかどうか」の判断を先にすることにしました。次に，症状に着目し，疾患（精神，身体），家族背景，近隣関係，金銭，能力などを観察，分析できる力をつけてもらうことを念頭におくようにしています。

多方面からの視点をもつ

たとえば，「20代，統合失調症，仕事を休みがち」「休みながらもフルタイムで働いている20代の統合失調症」。同じ状況を表していますが，後者のほうが症状と向き合いながら暮らしているように聞こえます。これは医療者とそれ以外の職種による見立ての違いでもあると思います。私たち医療者はつい病名で人をとらえようとしますが，逆に医療者ではない方は，精神や身体の状態よりは生活面からその人をみます。しかし本来，（精神科）看護師は，医療・生活，多方面からのバランスのよい視点をもてる職種のはずです。この視点を共有するために，何度も事例検討をくり返しました。新卒での入職先に地域を選ぶだけのこともあり，早川さんはこの視点をすんなり理解してくれました。

伝えたいこと聞きたいことを言語化する

社会人経験がある場合，医療・福祉以外の世界への理解や関心がある方の（地域ケアにおける）教育は，早川さんの例のように，比較的スムーズですが，医療業界以外の社会人経験がない新卒の方の場合はどうでしょうか。

一般的に私たち看護師は，人が困難に直面していることを，言葉を使って伝える仕事をしています。決められた時間でみたことのポイントやアセスメントをわかりやすく伝えることが必要です。特に私たちのような事業所では，多職種のチームで，職種の異なる人たちで構成される地域事業所へ助言する機会が多いため，自分たちだけが使い慣れた専門用語や略語をできるだけ使用しないようにします。また，疾患をみる視点と生活をみる視点のバランスも心がけています。こうした観点がないと，異なる職種の人との協働や「伝える」ことは難しくなります。看護教育を受け，同じ職種のなかで働いてきた看護師であるほどです。そう考えると，「病院経験がなくても地域で新卒が育つ」というよりはむしろ，「病院経験がないからこそ地域で新卒が育つ」こともあり得るのではないでしょうか。

就職し，どこで，誰に出会うか

ここ数年，人を育てるという立場となって思うことは，社会人として活躍する最初の上司，そして職場が人を育てる環境にあるかどうかの重要性です。教育制度が整っていても，先輩が社会人としての素質を兼ね備えてなければ偏ってしまいますし，その逆も同様です。今後，地域でも社会性を備えた看護師を育てられる職場が求められているように思います。

精神科認定看護師 実践レポート

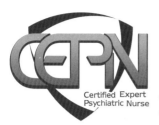
Certified Expert Psychiatric Nurse

 6

いま行っているケアは本当にケアですか？
隔離室での観察からケアを考える

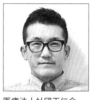

医療法人社団正仁会
明石土山病院（兵庫県明石市）
精神科認定看護師

大塚政志
おおつか まさし

実践の背景

　明石土山病院（以下，当院）は兵庫県明石市北西部に根差す病床数355床を有する精神科単科の病院である。私は精神科急性期治療病棟（定床60床）で勤務している。病棟は，ナースステーションが中央に1か所あり，東側に男性30床，施錠されたドアをとおして西側に女性30床となっている。デイルームや病室，個室や隔離室もそれぞれ男女に分かれている。看護師は総数20名，看護補助職員は7名で構成されており，男性病棟，女性病棟の担当は基本的に同性で振り分けられて日々の業務を行っている。

　私は2019（令和元）年に精神科認定看護師の資格を取得した。精神科認定看護師の役割の1つ，「すぐれた看護実践能力を用いて，質の高い精神科看護を実践すること」が何をもってなされるのか自問している。そして，患者対応の悪循環にいち早く気づくこと，改善に向けたケアに力を注ぐことが1つの回答になると考え，実践している。そこで，隔離から開放観察にかかわった事例を振り返りながら考えていく。

倫理的配慮

　なお，倫理的配慮として対象者には，個人情報は保護されることを説明し，口頭と文書にて専門誌でのケースの発表に関しての同意を得た。また，当院の倫理委員会での臨時審査を受けた。

対象者と状況

　統合失調症の悪化で入院した青年期女性A氏（以下，A氏）は入院後も症状が悪化していた。多弁や不眠，思考のまとまりのなさで自制が難しく，主治医（精神保健指定医）の診察で精神運動性興奮が顕著な状態と認められ，隔離室での治療が開始された。隔離室に入室して2週間を過ぎたころ，食器を割る，内服薬を床に吐き出す行動が見られた。同じ行動がくり返され，症状が改善する兆しがないので，どの女性看護師も疲弊していた。行動制限の妥当性や短縮を検討するカンファレンスでは，行動制限を緩和することより先に安全面を考慮し，食事を通常の食器からディスポーザブルの食器に移

表1　「環境」「人」「かかわり方」をもとにしたA氏のアセスメントと看護計画

項目	アセスメント	看護計画
環境：療養環境の工夫	安全面を考慮しディスポーザブル食器を用いた食事提供を行ったが，食器を割るなどの行動の理由を探る。	・ディスポーザブル食器を用いた食事提供を昼食時中止する。 ・食器を壊す理由をA氏に尋ねる。
人：対応する人や人数を考える	精神運動性興奮がみられるA氏は，人が近くにいる状況であってもこれまで以上の反応が表れる可能性がある。そのため，安全面に配慮した看護師の配置が必要である。	・男性看護師と女性看護師の複数名対応で常時観察を行う。
かかわり方：対応時間，説明方法などの工夫，開放観察の活用	個別対応でのゆっくりした雰囲気や距離感と見守りが症状を緩和させるきっかけになる可能性がある。主治医の許可を得て開放観察を取り入れ，有効なケアを探る必要がある。	・主治医から開放観察の許可を得る。 ・適度な距離感をつかみながらコミュニケーションをはかって食事と内服を促し，A氏の反応を観察する。

し替えて提供すべきという議論になり，食事をディスポーザブルの食器で提供することになった。

状況の改善にむけた提案

　A氏は症状に左右されながらさまざまな行動を起こしているが，食事のときは1人で，看護師は常時つかず，数分おきに訪室して観察している状況であった。ディスポーザブルの食器に移し替えて食事を提供すること自体に問題はないが，A氏だけに多くの人員を割いてケアを行なうことができないなか，A氏の行動への対応に終始している現状を改善したいと思った。臨床では，症状が落ちつくのを待った結果，行動制限が長期化してしまうことがある。しかし，症状の揺れ動きがあったとしてもそのまま待つのではなく，積極的に有効と思われるケアに転じるべきと考えた。そこで，ケアに力を注ぐことでA氏の症状の改善が見込めないか提案し，実施するにいたった。

実践の方法

　有効な介入のタイミングを探るため，公益財団法人浅香山病院看護部[1]が述べる行動制限の代替方法，「環境」「人」「かかわり方」をもとにアセスメントし，開放観察時の看護計画を立案した（表1）。

結果

　主治医から昼間に限り開放観察の許可が得られため，隔離室にある前室に食事を配膳し，A氏に声をかけた。A氏は隔離室から出て着席に応じるが，ひとり言や空笑いをしてイスの肘かけに足を投げ出して揺らす，立ち上がって壁に設置しているカレンダーや張り紙を引きはがす，衣服を脱いだり重ねて着たりするといった行動が見られた。このA氏の行動は何かしら不快を感じての対処行動と受けとめ，注意をしないで距離をとりながら我慢強く見守った。そうしていると食事を食べ始め，食器を放り投げ

る，割るような行動は起こさずに食べ終えることができた。その後，タイミングをみてA氏になぜそのような行為をするのか尋ねたが，明確な返答は得られなかった。

　内服時には一部の錠剤を宙に放り投げてしまった。そのため，A氏を刺激しないように声のトーンを小さく，呼吸まで合わせるなど，非言語的な接し方を十分に意識しながらかかわった。そして，A氏に「ではお薬を飲みましょうか」「名前を確認してください」「手のひらに置きますね」「お水で飲んでくださいね」「きちんと飲みましょう」と1つ1つ声をかけると服用することができた。

考察

　昼食時に看護師が常時ついていると食器を割る行動は起きないことがわかった。食器を割る理由は語られなかったのでA氏の行動の意味はわからなかったが，1人でいると幻聴などの症状が強まるために行動化されたのではないかと考えた。病的体験に支配されると保護が必要になるが，刺激を与えなければ精神機能や生活能力は低下してしまう[2]。このようなとき，患者の状態をていねいに観察・評価しながら，慎重に刺激や保護の度合いを決めていくために観察を中心とするケアに手間と時間を注ぎこむことで，ケアの手がかりをつかむことができる。今回の事例では開放観察のタイミングを活かしてA氏とかかわるきっかけをつかむことができた。患者の行動が改善されないときはその対応に追われてしまい患者の行動を制限するという悪循環になりやすいが，それを避ける看護実践を続けることが質の高い精神科看護への1つの足がかりとなるのではないかという結論にいたった。

　一方，開放観察を行うときには患者の想定外の行動による事故と隣り合わせの危険がつきまとう。病棟カンファレンスなどをとおして，安全性とケアの継続の両立をはかり，充実したケアを展開していく必要がある。

〈引用・参考文献〉
1）公益社団法人浅香山病院看護部：改訂2版カラービジュアルで見てわかる！　はじめての精神科看護．メディカ出版，p.38，2020.
2）一般社団法人日本精神科看護協会監修，遠藤淑美，徳山明広，南方英夫編：統合失調症の看護ケア．中央法規出版，p.27，2017.

情報コーナー

第15回精神科認定看護師受講資格審査─出願をお考えの皆さまへ

　新型コロナウイルスの感染拡大に伴い，2020（令和2）年度の精神科認定看護師教育課程は研修会，演習，実習を中止しています。今年度の受講資格審査および2021（令和3）年度の精神科認定看護師教育課程について，現時点で決定していることをご案内いたします。

　最新情報は，日本精神科看護協会のホームページでご確認ください。

●第15回精神科認定看護師受講資格審査の延期について

　例年，受講資格審査の出願は9月に実施していますが，今年度は実施を延期することにいたしました。また，今年度の精神科認定看護師教育課程の休講に伴い，募集人員を縮小する予定です。なお，出願資格には変更ありません。

出願期間：11月

審査日：2021年1月6日（水）

募集人員：例年より縮小する予定

審査会場：調整中

●次年度の精神科認定看護師教育課程について

　現在，次年度の精神科認定看護師教育課程の実施にむけて，オンラインによる研修会の開催，実習の方法などを検討しています。それに伴い，カリキュラムや費用についても変更になることがあります。また，集合研修を行う場合，次年度は都内において東京オリンピック・パラリンピックが開催される見込みであるため，会場は京都研修センターを予定しています。受講資格審査に出願を予定されている方は，この点についてご理解をいただきますようお願いいたします。

精神科認定看護師制度のお問い合わせ先：日本精神科看護協会　認定事業担当
TEL：03-5796-7033　FAX：03-5796-7034
QRコードからアクセス
http://www.jpna.jp/education/certified-nurse.html

精神科看護
THE JAPANESE JOURNAL OF PSYCHIATRIC NURSING

NEXT ISSUE
次号予告
2020年**9**月**19**日発売

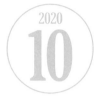

特集
看護計画と連動する
記録のために

看護計画と記録の連動に向けて―クリニカルパスの活用によって
計画のブレを防ぐ

患者参画型看護計画と看護記録
患者（の回復の様子やストレングス）をどう記録に残すか
地域での継続的なケアにつながる退院サマリーの書き方

EDITING POST SCRIPT

◆今号は"つう"な看護師さんをフィーチャーした内容となっておりました。個性を合わせ，個性を活かし，みなで目的を達成する重要性が説かれるなかで私が思い起こすのは，ラグビーW杯2019のこと。日本での開催となった昨年の大会は大いに盛り上がりましたね。体の大小，足の速さ，それぞれ異なる特性をもちあわせた選手たちが一丸となって相手へ挑む姿には，観戦しているこちらも気持ちが奮い立ちます。スコットランド戦のラスト数分，泣かずにはいられませんでした。あの熱量が恋しくてなりません。平穏な日常よ，戻っておいで……。 （C）

◆病棟になかに入った取材がすでに懐かしい。懐かしがっているといろいろ思い出す。思い出すのは患者さんとの交流だ。それらが澱のように自分の心に沈殿している。ピアノを聴かせてくれた人がいた。自分と同じ年の男性。意気投合した。退院したら，と夢を教えてくれた。すてきな夢だった。叶ったら，連絡をしてと言った。8年前のこと。退院したとは聞いたが，その後の首尾については，まだ連絡はない。夢が叶って，幸せになって，こちらのことなど覚えていないのかもしれない。そうであってほしい。 （S）

STAFF

◆編集委員会（五十音順）
金子亜矢子（一般社団法人日本精神科看護協会）
小宮浩美（千葉県立保健医療大学健康科学部）
佐藤恵美子（一般財団法人聖マリアンナ会東横惠愛病院）
早川幸男（一般社団法人日本精神科看護協会）
中村博文（茨城県立医療大学保健医療学部）
◆協力　一般社団法人日本精神科看護協会
◆EDITOR
霜田　薫／千葉頌子
◆DESIGNER　田中律子／浅井 健
◆ILLUSTRATOR　BIKKE
◆発行所
（株）精神看護出版
〒140-0001　東京都品川区北品川1-13-10
ストークビル北品川5F
TEL.03-5715-3545／FAX.03-5715-3546
http://www.seishinkango.co.jp/
E-mail　info@seishinkango.co.jp
◆印刷　山浦印刷株式会社

2020年9月号　vol.47　No.9　通巻336号
2020年8月20日発行
定価(1,000円＋税)
ISBN978-4-86294-240-1

精神科看護

定期購読のご案内

月刊「精神科看護」は定期購読をおすすめします。送料，手数料は無料でご指定のご住所へお送りいたします。バックナンバーからのお申し込みも可能です。購読料，各号の内容，申し込み方法などは小社webサイト（http://www.seishinkango.co.jp/）をご確認ください。

三谷恵美さん（68）

撮影場所・大阪府堺市・NPO法人kokoima

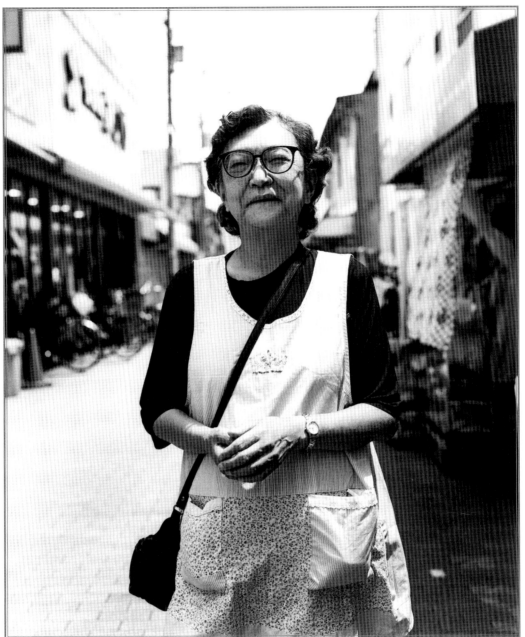

「天ぷら屋、お好み焼き、魚屋、肉屋、喫茶店……」

「昔は、店がいっぱいあって、ほんまに楽しかった。みんない人やったけど、いまはどっかに行ってもうたわ！」

生まれは福井市だが、半年で大阪市の天下茶屋に移住した。

「ジャーナリストにもなりたかったし、国語の先生に憧れとった。全国高校実力テストで34番だったこともあった。国立大学は学生運動が盛んな時期やし、追手門学院大学の文学部英米文学に入った。OL時代があったけど、三島由紀夫の本を読んでから変になってな」

浅香山病院に来たのは34歳のときだった。

「病院の外来に来たら、それから16年間、家に帰られへんのや。いま、こうして浅香山の商店街が少しずつにぎやかになって、ほんまに楽しい」

商店街から「三谷さん！」と呼ぶ声が今日も飛び交う。

株式会社 精神看護出版
〒140-0001
東京都品川区北品川 1-13-10 ストークビル北品川 5F
TEL：03-5715-3545　FAX：03-5715-3546
http://www.seishinkango.co.jp/

ISBN978-4-86294-240-1
C3047　¥1000E

9784862942401

1923047010001

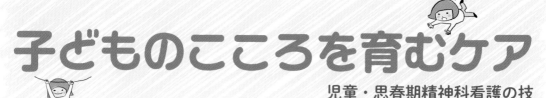

精神看護出版の本

子どものこころを育むケア

児童・思春期精神科看護の技

編著 船越明子（神戸市看護大学看護学部 教授）

【内容紹介】

たぶん，いまやってること自体が，正解なのか不正解なのかもよくわからずにきたからかもしれないです（児童・思春期精神科看護に従事する看護師の語りから）。眼にはみえにくい「こころのケア」。しかし日々実践している熟練看護師のケアのノウハウや "技" は確実に存在します。本書はその "技" を熟練看護師の語りを通じて可視化し，提示することで，成人の看護とはまた異なる難しさに直面し疲弊している児童・思春期精神科看護ケアの実践者のみなさんに，"いま目の前にいる子どもにできるケアとは何か" を大筋で下記の2点に整理し，紹介するものです。

◆ 本質的な問題に取り組む：「①問題行動に対処する」「②言動の奥にある本質的な問題を把握する」「③言動の奥にある本質的な問題に踏み込む」

◆ 治療的な信頼関係を構築する：「①特定の子どものアタッチメント対象となる」「②特定の子どもとアタッチメントを形成する」「③アタッチメント対象を拡大させる」「④アタッチメント対象になる準備をする」

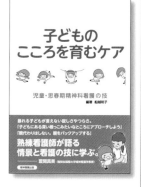

A5判　168頁
2020年8月刊行
定価（本体価格2,000円＋税）
ISBN978-4-86294-065-0

【主な目次】

第1部　本質的な問題に取り組むための3つのプロセス

①問題行動に対処する
②言動の奥にある本質的な問題を把握する
③言動の奥にある本質的な問題に踏み込む

第2部　治療的な信頼関係構築の4つのプロセス

①特定の子どものアタッチメント対象となる
②特定の子どもとアタッチメントを形成する
③アタッチメント対象を拡大させる
④アタッチメント対象になる準備をする

第3部　ほかの専門分野と協働する

多職種で連携する
大人の病棟で子どもを看護する

［事例］
思春期の看護の醍醐味・チームで支えあい，患児とともに成長する組織へ・児童への看護・外来相談支援のなかでの患者・家族支援・「対話」の場を創造していく

［コラム］
病棟師長としての経験から・精神科医の視点から・保育士の立場から・作業療法士の観点から

※掲載内容は事前に予告なく変更を行うことがあります。